临床肛肠疾病诊疗

潘 红 ◎著

吉林科学技术出版社

图书在版编目（CIP）数据

临床肛肠疾病诊疗 / 潘红著. -- 长春 :吉林科学技术
出版社, 2019.8
ISBN 978-7-5578-5956-5

Ⅰ. ①临⋯ Ⅱ. ①潘⋯ Ⅲ. ①肛门疾病-诊疗②直肠疾病
-诊疗 Ⅳ.①R574

中国版本图书馆CIP数据核字(2019)第159941号

临床肛肠疾病诊疗
LINCHUANG GANGCHANG JIBING ZHENLIAO

出 版 人	李 梁
责任编辑	李 征 李红梅
书籍装帧	山东道克图文快印有限公司
封面设计	山东道克图文快印有限公司
开 本	787mm×1092mm 1/16
字 数	190千字
印 张	8.25
印 数	3000册
版 次	2019年8月第1版
印 次	2019年8月第1次印刷

出 版	吉林科学技术出版社
发 行	吉林科学技术出版社
地 址	长春市福祉大路5788号出版集团A座
邮 编	130000
发行部电话/传真	0431-81629529 81629530 81629531
	81629532 81629533 81629534
储运部电话	0431-86059116
编辑部电话	0431-81629508
网 址	http://www.jlstp.net
印 刷	山东道克图文快印有限公司

书 号	ISBN 978-7-5578-5956-5
定 价	98.00元

前　言

　　肛肠疾病是临床常见病多发病,近年来发病率呈明显上升趋势,肛肠外科尤显重要,各省、市都相继成立了肛肠专科和肛肠外科医院。从事肛肠外科临床和科研的队伍在迅速壮大。随着对肛肠疾病的研究不断深入,肛肠疾病的诊断水平不断提高,治疗及手术方法的改进,基础理论和临床研究方面都有一些重大突破性进展。

　　本书共七章,包括肛管直肠的解剖与生理、肛肠疾病的检查方法、肛肠先天性疾病、肛肠损伤性疾病、下消化道出血、肛肠科其他常见疾病、肛肠科手术及并发症的处理等。内容丰富,结构严谨,文字精炼,对肛肠外科的各科疾病的诊断、手术方法及并发症等均有详细的论述,使本书具有规范性的临床指导意义。鉴于作者水平有限,书中不足之处,希望读者批评指正。

编　者

目　录

第一章　肛管直肠的解剖与生理

一、会阴部

左右两侧以坐骨结节为界、前方以耻骨联合为界、后方以尾骨为界构成的菱形区域就是会阴。如从左、右两侧的坐骨结节连一根线,会阴部就分成了 2 个三角区,线前方的三角区叫尿生殖区(尿生殖三角),线后方的三角区叫肛区(肛门三角)。在尿生殖区中,男性有尿道,女性有尿道和阴道的开口;在肛区中,则有肛门的开口。

会阴部表面的皮肤色深,汗腺属于顶浆分泌腺。顶浆分泌腺感染时,可在会阴部形成脓皮病,较难治疗。脓皮病有时很难与肛瘘鉴别。

发生于会阴部的疾病有畸形、炎症、肿瘤、感染、性病等多种疾病。其中佩吉特病(Paget病)、鲍温病(Bowen 病)和肛瘘有一定的癌变性。

二、肛门

1.肛门的概念

在一般的医学书、医学辞典中,关于肛门的概念是极其含糊的。如南山堂的《医学大辞典》中称肛门为"消化管的下端移行于皮肤的地方",Dorland 的《医学辞典》也仅说肛门是"消化器的外口"。即使在专科书中,肛门的定义、范畴也不是特别严密。所描述的肛门是包括了括约肌等周围组织在内、边界模糊不清的结构,对肛门的范围表达不准确。但这种描述方法,在临床日常运用中反而更为方便。

总体上,应这样认识肛门:肛门应是以肛管为内腔,包括周围的肛门腺、括约肌、肌间隙等附属结构在内的一个结构。也就是说一般所谓的肛门指的就是肛管。

肛门在紧闭状态时呈一条前后方向的直线。肛门作为消化道的出口,具有括约功能。

2.解剖学肛管和外科学肛管

肛管的定义有两种。外科学肛管是指由肛门括约肌所括约的部分,亦即从耻骨直肠肌下缘到外括约肌皮下部下缘(即肛缘)的部分。解剖学肛管是指由肛门上皮所覆盖的部分,即从齿状线到肛门缘为止的部分。将肛管分为两种,各有利弊。

外科学肛管定义的优点是:①因为所指的肛管乃肛门括约肌围绕的部分,所以能靠指诊来明确;②括约肌的功能和功能部位完全一致,H. Hollinshead 也强调了这一点;③在探讨肛瘘等与括约肌关系密切的病变时更便于临床应用。另外,也便于根据与肛提肌的距离把握直肠肿瘤的下缘,很有实用意义,符合现在流行的直肠癌保存括约肌术式的潮流。因此,日本大肠癌处理规范中把外科肛管的范围定义为肛门。其缺点是,无法通过视诊看到。如打开手术切除的直肠癌的直肠内腔标本时,作为解剖学肛管上界的齿状线是一目了然的,而外科学肛管的肛提肌上缘却相当难以判别。另外,虽然外科学肛管能通过指诊触知,但前方的括约肌多较薄弱,有的病例很难触知,所以有的病例其前方境界也并不明确。再则,外科学肛管的上部在组织学上由黏膜所覆盖,组织学的构成是多种多样的,其间散在残留上皮带,有时难以将发生于

1

齿状线上部的癌判断为直肠下段癌(Rb)。这也是大肠癌处理规范采用外科学肛管定义的主要原因。然而,大肠癌处理规范中"Ⅲ切除标本的处理方法"项下,仅记载必须测量从癌肿边缘到上切缘的距离和癌肿边缘到肛门侧断端(下切缘)的距离(包括从肿瘤下缘到齿状线的距离和肛缘的距离),根本不记载区别肛门癌和直肠癌必须依据的肛提肌上缘,有些自相矛盾。

解剖学肛管的优点为:①其上缘是发生学上的内、外胚层的交界处即齿状线,下缘是肛门缘,内表面由 Gorsch 所说的光滑、稍发白的、不透明的肛门上皮所覆盖,可以通过肉眼明确辨识;②在组织学上肛门上皮为薄薄的扁平上皮,其特征为缺少毛根、顶浆分泌腺、皮脂腺等皮肤附属组织。因而,可在做肛门镜检查时或在打开手术切离的直肠标本上简单辨别其分界,肉眼与组织学表现一致。

因此,这两种肛管的定义各有特色,必须同时掌握。由于外科学肛管和解剖学肛管的定义方法容易产生理解上的偏差,学者认为如将前者称为括约肌性肛管,把后者叫作肛门上皮性肛管,更易于理解。

外科学肛管比解剖学肛管长,简单区分解剖学肛管和外科学肛管的方法是分别通过肛门镜检查和指诊。外科学肛管的上部由移行上皮覆盖,再向上即直肠黏膜。解剖学肛管的长度,男性为 1.8cm,女性为 1.7cm,平均为 1.8cm。

3.直肠肛门角

直肠肛门角是肛管与直肠间构成的角度,正常情况下为 90°~100°,肛门失禁时角度变大,肛提肌综合征时则成锐角。

4.肛门上皮

肛门周围乃普通的皮肤,有汗腺及皮脂腺存在。肛管上皮缺乏汗腺及皮脂腺,为薄而光滑的复层鳞状上皮,因而受损伤时易撕裂。另外,因水肿消退后皮肤松弛或者皮肤逐渐增生等原因,在肛门缘可出现皮赘外痔。再则,受肛裂创面的分泌物刺激,也会在肛裂创面的外端出现皮赘。这种能反映肛裂存在的皮赘叫作前哨痔。肛门周围皮肤有时也会发生皮炎与湿疹,导致肛周慢性皮炎和湿疹的原因有肛门和直肠病变导致的渗出液、肛门潮湿、擦伤、肛门部不洁等。肛管上皮下软组织较少,肛管上皮由比较硬且伸展性差的内括约肌包绕,且被固定于白线部,移动性较差。由于以上的原因,此处容易产生肛裂和肛门狭窄。学者认为齿状线具有加大伸展性的功能,所以在肛裂手术时采用齿状线成形皮肤移植法。

齿状线以上覆盖的上皮是复层立方上皮,移行为复层柱状上皮,该移行上皮稍带紫色,其宽度为 0.64~1.27cm。再向上方移行为由粉红色的单层柱状上皮覆盖的直肠黏膜。

5.齿状线

解剖学肛管的上界呈波浪形,叫作齿状线,又有人称之为鸡冠线。该处是内、外胚层的交界处,是扁平上皮与柱状上皮的分界线,还是感觉神经与自主神经的分界线。齿状线上方的内痔因发生于自主神经支配的区域,所以无痛觉。内括约肌由自主神经支配,外括约肌由感觉神经支配。血管系统也以此为界,向上有注入直肠上动脉的痔内静脉丛,向下有流向直肠中静脉、直肠下静脉的痔外静脉丛。淋巴液的回流亦以此为分界线,肛管部的恶性肿瘤随淋巴回流向上往肠系膜下动脉根部、侧方往骨盆、下方往腹股沟方向转移。

齿状线呈锯齿状,向上凸出部分的上方是肛柱,肛柱再向上方有隆起的直肠柱,有 8~14

个。肛柱间的凹陷叫肛窦,在其下缘上皮呈袋状或碗状,叫作肛瓣。在齿状线上突出的部分叫作肛乳头,肛乳头由于慢性炎症发生肥大时叫作肛乳头肥大,也称为肛乳头息肉。

肛瓣内侧的凹陷处叫作肛窦,又叫肛隐窝。最初记载肛隐窝的是意大利解剖学家 Giant-atista Morgagni。日本的富士原彰对肛窦的形态做了详细的研究,据其报道,日本人肛隐窝的个数为 6～11 个(平均 8 个),大致与白种人相同,深度以肛门后方最深,为 1.0mm,前方深度为 0.7mm,左右无明显差异,为 0.4mm。肛窦在组织学上分为三类,为复层鳞状上皮覆盖者占 66.7%,为复层柱状上皮覆盖者为 19.1%,为复层立方上皮覆盖者仅为 11.9%。此处发炎即为肛隐窝炎,其症状是持续性的轻度至中度的疼痛。指诊时仔细触摸,可扪及有轻度压痛的硬结。肛隐窝的末端与肛门腺管和肛门腺相连,但并非所有的肛窦都如此,65% 的肛门腺开口于肛隐窝,其余 35% 的肛门腺开口于肛门窝旁,即大约半数多的肛隐窝中有肛门腺存在,相当于每人有 4～8 个的肛门腺。肛门腺的上皮为复层柱状上皮或移行上皮,黏蛋白染色呈强阳性。

人类肛门腺的意义在于它成为感染源之时。肛瘘的发生就是由于这种肛门腺的感染而开始的。肛门腺感染学说由 Desfosses 所提出,称为"隐窝腺感染理论",并被介绍到日本。根据此理论,只要将由肛门上皮所覆盖的肛隐窝、肛门腺管的原发脓肿彻底处理,就能使肛瘘得到根治。

鳞状上皮癌发生于肛周皮肤,一穴肛源癌发生于移行上皮,腺癌发生于黏膜,但有时也有鳞状上皮癌发生于直肠黏膜、腺癌发生于肛管的情况。此外,有时也会发生恶性黑色素瘤、平滑肌瘤等间质性良恶性肿瘤。

6.上皮下组织(血管和支持组织)

直肠静脉丛在人类出生时就已经在齿状线以上的直肠黏膜下形成了。随着年龄的增长,直肠静脉丛逐渐扩张成为内痔。内痔主要分为三块,与此相对,直肠下静脉丛呈环状存在于肛门缘,如异常扩张,则成为外痔。因为在皮肤与括约肌之间,由联合纵肌的终末纤维将其分为许多小的间隙,所以容易产生血行障碍并形成血栓。如形成血栓,因位于有感觉神经分布的区域,所以伴有疼痛。

内痔有静脉瘤发达形成的血管曲张型和黏膜松弛伸长的直肠黏膜型两种。这两种是两个极端,介于这二者之间的是中间型。根治内痔时有必要将分成三块的母痔核彻底切除。以前在日本占主导地位的手术术式是采用环状切除的环切术式,其缺点是肛门上皮的缺损大,现在该术式已经逐渐被淘汰。

对于内外痔核,如把外痔彻底去除的话,则肛门上皮几乎不会残存,因此,应采用从肛门上皮下挖除外痔核、使肛门上皮得到保存的"尽可能地肛门上皮保存术式"。

关于痔成因的学说有三个。第一个学说是 Varix 学说(血管曲张说),可追溯到希波克拉底时代。宫崎对血管曲张型的成因也做了详细的研究,他认为直肠静脉丛是形状不规则的大的洞状静脉,其血管壁缺乏内膜平滑肌,富含胶原纤维,弹性较弱,与小动脉形成吻合支后,由于大量的血液流入,过度曲张而成为痔核,排便时的用力也是这种痔的诱因。第二个学说是 Staubesand 于 1963 年提出的血管增生学说。据痔造影或通过染色而观察时,可发现动静脉的直接通路,痔出血时,血色鲜红乃该通路所为,Steloner 将其比喻为阴茎海绵体,称之为 corps-cavernosumrecti。第三个学说是滑脱学说,Hass 认为痔静脉丛为支持组织所固定,即虽然直肠静脉丛是与生俱来的,但直肠勃起组织在被支持组织牢固固定时不产生痔核,而随着年龄的增长,这种支持组织逐渐松弛伸展,导致痔核脱出,同时支持组织的松弛与破坏也进一步加剧,静脉瘤增大而演变成痔核。基于这个学说,学者在行痔根治手术时,在充分保存 Hass 所谓的 Stroma 支持组织的情况下将痔核切除。

齿状线是内外痔的分界线,联合纵肌的分支即 Parks 所谓的支持韧带集中附着于此,将直肠与肛门部区分开来。该处上皮下也分为 2 部分,上方为黏膜下间隙,该处含有痔内静脉丛,下方为肛周间隙,含有痔外静脉丛。这 2 个间隙间血流的交通甚少,产生肿胀时,虽然上、下部分肿胀很重,但分界部被固定,导致血行障碍,所以痔核嵌顿时可在该处看到一个深沟。

三、直肠

直肠位于肛管上方,长 15～20cm,其下部膨大被称为直肠壶腹。直肠壶腹部易发生扩张(直肠性便秘)、炎症(溃疡性结肠炎、克罗恩病)、痉挛(肠易激综合征)等疾病。直肠上部移行于乙状结肠,其移行部叫作直肠乙状结肠交界处(乙-直交界)。直肠壁上有 3 枚半月样的直肠瓣,分别叫作直肠上瓣、直肠中瓣、直肠下瓣。直肠下瓣距肛门 5cm,直肠中瓣距肛门 8cm,直肠上瓣距肛门 11cm。直肠下、中、上三瓣分别位于左、右、左侧。直肠中瓣被称为 Houston瓣,相当于腹膜返折的高度。如病变在 Houston 瓣以下的话,处理时不会导致腹腔内穿孔;如病变在该瓣上方的话,就可能穿孔到腹腔内,因而在做息肉摘除术等时要加以注意。

直肠的内面为黏膜所覆盖,组织学上属柱状上皮。直肠壁由内向外分为直肠黏膜、内环肌、外环肌,其腹膜返折部还覆有浆膜,腹膜返折部下方由直肠筋膜覆盖。

直肠的功能是储存和排泄粪便。直肠部位发生的病变有溃疡性结肠炎等炎症性疾病,结肠癌、息肉等肿瘤性疾病。

四、肛门括约肌

肛门括约肌(以下简称 AS)分为内括约肌、外括约肌、肛提肌三层结构。

内括约肌是直肠内环肌下端的膨大部分,属于平滑肌,由自主神经所支配,不能随意支配,具有适度紧张性,在最内侧起持续闭合肛门的作用,因此,将其切断时,就不能无意识且持续地闭合肛门。但 Parks 认为,切断内括约肌无关紧要,主张采用部分切除内括约肌、开放原发脓肿的方法根治肛瘘。但学者不主张采用 Parks 的方法。此外,内括约肌缺乏伸缩性,易为炎症波及而变硬和发生纤维化。如肛裂,就不仅是肛门上皮的问题,而是由上皮下结缔组织的炎症、硬化、瘢痕化波及内括约肌而产生肛门狭窄的原因,施行肛裂根治术时须将其切开。但如果无肛乳头肥大等并发症,就可改行内括约肌侧切术。内括约肌的另一个特征是,为联合纵肌纤维呈阶梯样多层贯穿,这种贯穿内括约肌的联合纵肌纤维称为 Treitz 韧带。Treitz 韧带具有支持黏膜下的静脉丛、支持肛门、阻止痔核发展的作用。

外括约肌分为外括约肌皮下部、浅部、深部三层。这三层肌肉各有不同的形状。外括约肌皮下部(AS)形成肛门缘,具持久、轻微、较好闭合肛门下端的作用。内括约肌存在于外括约肌皮下部稍上方,在这两者之间可触及浅而窄的沟,这个沟就是括约肌间沟,以前,Hilton 将其称为白线,但这是一条想象中的线。排便时内括约肌下降,内、外括约肌的高度发生了变化,与原来的位置关系相反,这是因为在内、外括约肌间有联合纵肌纤维,容易发生滑动之故。Goligher 注意到痔结扎切除之际,将痔核向外牵引出时,内括约肌也易滑脱而受伤。外括约肌浅部(AS)是外括约肌中最强大的肌肉,被眼裂状地固定在前方与后方,从左右捆扎肛门,前侧被固定在会阴中心腱,后方被固定于尾骨。但左、右两侧肌束在前方相交叉,附着或移行于坐骨海绵体和会阴浅横肌。男性的会阴中心腱坚固牢靠,而女性则较疏松,对此在手术时必须加以注意。另外,如在后方将外括约肌浅部从尾骨切除,就会导致肛门向前方移位,所以禁止这样做。但肛瘘时由于发生炎症性变化,将外括约肌浅部从尾骨切除时并不发生向前严重的移位。外括约肌深部(AS)在外括约肌的最内面,与肛提肌相融合,呈环状包绕肛门。

外括约肌属于横纹肌,由感觉神经支配,为随意肌。当直肠内充满粪便时,内括约肌就会松弛舒张,这就是直肠肛门反射,外括约肌的作用就是在此时有意识紧缩肛门。先天性巨结肠患者的直肠肛门反射消失。

肛提肌存在于肛门的最内面,单靠这一组肌肉也能大致维持肛门的功能,所以说肛提肌是最重要的括约肌。换言之,如将其切断的话,括约功能就会遭到完全破坏。肛提肌由耻骨直肠肌、耻骨尾骨肌、髂骨尾骨肌三组肌肉构成。耻骨直肠肌占据肛提肌的最内侧,起于左右耻骨,绕过肛门后方,终止于对侧耻骨,亦即呈"U"形从肛门后方环绕肛管。耻骨直肠肌是横纹肌,但在神经支配及其肌肉细胞的构造方面,具有不随意收缩的特殊作用。耻骨尾骨肌、髂骨尾骨肌位于耻骨直肠肌的外侧,起封闭会阴后半部的肛区,防止直肠等内脏脱出的作用,因为后二者固定于尾骨,所以并无括约肌的作用。其他动物的肛提肌没有人的发达。

当括约肌断裂、分离或者薄弱时会导致括约肌的功能发生障碍,引起肛门失禁。

五、联合纵肌

联合纵肌是沿内、外括约肌间纵行下行的纤维组织,是肛门部的特殊成分,其起源于直肠纵肌与肛提肌的下端,分支贯穿内括约肌、外括约肌浅部和皮下部,固定于肛门上皮。在提拉肛门上皮方面具有重要的作用,与痔核的发生也有重大的关系。Eils 和 Milligan 把联合纵肌的末端部称为肛门皱皮肌。由于皱皮肌的作用,肛门出现放射状的皱褶。联合纵肌的另一个终末部分形成肛门上皮下的极薄的肌肉,即肛门黏膜下肌。

六、括约肌间隙

在肛门疾病,特别是肛瘘的治疗中,涉及肛门周围的间隙问题,这是因为肛瘘扩展到这些间隙中的缘故。肛周的间隙主要有四个:①肛门上皮、黏膜和内括约肌间间隙;②内括约肌和外括约肌间间隙;③肛提肌下方间隙;④肛提肌上方间隙。

在肛瘘分类法中,有 Parks 分类法等。但在日本,最简明、应用最普遍的肛瘘分类法是隔越分类法。隔越把间隙分为四个,把上皮与内括约肌间的间隙作为间隙Ⅰ,齿状线向上为 H,向下为 L;把内、外括约肌之间的间隙作为间隙Ⅱ,亦分为 H 和 L;另外把外括约肌外侧、肛提肌下方的间隙作为间隙Ⅲ;把肛提肌上方的间隙作为间隙Ⅳ,然后把扩展到这些间隙的肛瘘进行相应的分类,根据肛瘘与括约肌的对应关系,选用不同的术式对肛瘘进行根治,有利于保存括约肌术式的开展。

坐骨肛门窝瘘是扩展到坐骨肛门窝的瘘管,坐骨肛门窝分为上、下两部分,上部为坐骨直肠间隙,下部为肛周间隙(peri-anal 间隙),其中间有叫作横中隔的薄薄的筋膜。该筋膜是纵行筋膜贯穿外括约肌浅层向外侧延伸的部分。Goligher 认为,坐骨肛门窝上部间隙的脂肪颗粒大,下部的脂肪颗粒则较小。肛瘘扩展到向上的部分就成为坐骨肛门窝瘘,向下方扩展就成为低位肌间瘘。坐骨肛门窝瘘因深度、型别、复杂性等而富于变化,应根据不同病例的不同情况选用保存括约肌术式。

骨盆直肠窝瘘(Ⅳ)是扩展到肛提肌上方的肛瘘,部位比坐骨肛门窝更高。如将骨盆直肠窝瘘从肛内向肛外切开的话,就会破坏包括肛提肌在内的全部括约肌,括约肌的功能就会因此丧失。因而对骨盆直肠窝瘘不能全部切开,必须采用保存括约肌的术式。此外,这类肛瘘还常有直肠穿孔、癌变的情况发生。

骨盆由骨、肌肉、韧带等组成,在这个部位有骨盆痛等以疼痛为主的疾病,常为临床医师所忽视。

七、神经

阴部神经由第2、3、4骶前孔各发出一支,由骨盆内通过梨状肌和尾骨肌间到达会阴部,支配肛门及外阴部。由于瘢痕、狭窄等压迫时产生疼痛,即所谓的骨盆直肠痛。阴部神经被过度拉伸、破坏时会导致骨盆下垂、直肠前凸、直肠脱垂等疾病发生。

八、泌尿器官

膀胱位于小骨盆内,位于直肠的前方,为尿液所充满和扩张。上方覆盖着腹膜,其前方有耻骨。膀胱上方为底,中央为体,后方为三角,下方为颈部。在男性,后方由Denonvillier筋膜与直肠相隔开。尿道内口开口于颈部,颈部有前列腺包围,并与膀胱颈部牢固黏着,尿道从中通过。

尿道发于膀胱颈部,通过前列腺,再穿过尿生殖膈,移行为膜部,穿出到会阴外与阴茎尿道相连。膜部易因外伤而受损,直肠肛门部手术时容易受到医源性的外伤。肛门括约肌的前方交会于会阴中心腱,该处男性较坚固,女性较弱。

尿生殖区的表皮下为Colles筋膜覆盖,紧接着的一层是球海绵体肌、坐骨海绵体肌等肌肉。位于尿生殖区和肛区中间的是会阴浅横肌。

在女性,阴道介于膀胱、尿道与肛管、直肠之间,在会阴部开口于尿生殖区的阴道前庭,其前方有外尿道口的开口,后方后联合与肛门相邻。阴道的两侧有前庭大腺(Bartholin腺)。皮下有球海绵体肌、坐骨海绵体肌,与会阴浅横肌一起形成阴道左、右的三角形。阴道的后壁隔开直肠阴道壁与直肠相邻。阴道的上方为子宫,子宫与阴道相接处为子宫颈,缺乏经验者在做指诊时有时会将子宫颈误认为恶性肿瘤。子宫的左、右两侧上方与卵巢、输卵管相连。

第二章　肛肠疾病的检查方法

第一节　肛肠病检查

一、肛肠病检查体位

关于肛肠疾病检查的体位,要求选用有针对性的体位,体位的选择常是肛肠医师临床应用的一种习惯。当然也要根据患者身体状况和检查项目而选择需要的体位。

1.胸膝位

也称肘膝位和 KC 位,也有人称屈膝位,是肛肠病检查的最佳体位,也是硬化萎缩剂注射治疗内痔的常用体位,也是集体体检的体位。有时换药还需要胸膝位,有的体弱和老年患者可采取胸膝坐位即坐在腿部,也是老年患者的检查体位。

2.截石位

又称膀胱截石位,也是肛肠手术的最佳体位。

3.侧卧位

也是肛肠科医生常用的手术体位之一,并要求病变在哪侧、就采用哪侧体位(即左侧体位或右侧体位)、右侧卧位手术操作比较方便。

4.蹲位

是令患者在厕所排便的体位,是检查内痔脱出和直肠脱出的最佳体位。

5.伏卧位

即俯卧位,是令患者俯卧、髂部垫枕,适用于后位低位蹄铁型脓肿和蹄铁型肛瘘手术的体位。

6.仰卧位

是令患者仰卧,检查肛门前位的体位。

7.骑伏位

即骑马位,又称倒置位;多用于换药和特定检查的体位,是特制的木马或检查台,弯腰扶椅位也是一种简易检查的体位。

二、肛肠病指诊的方法

因为括约肌间沟是内括约肌与外括约肌皮下部相邻的位置,其交界处是临床常用的标志,特别是对肛裂:行内括约肌切断术的切口依据,也是直肠脱出:行肛门环缩术的经路体位。

(1)肛肠指诊可测试肛管的松紧度,测试内括约肌是否痉挛。继续进指,可在外科肛管后位上方摸到肛管直肠环。后位高位蹄铁型肛瘘,此肌环硬化,可以协助确诊是高位肛瘘的标记。肛直环:是几个肌束组合的肌环,对高位蹄铁型肛瘘的确诊及手术体位的选择是重要的标记。

（2）食指在直肠颈内有顺序地触摸一周,检查是否有肿块的存在,是否有波动性肿块。特别在指诊时,要注意直肠后壁的触摸,应以尾骨尖为标志进行触摸指诊是否有肿块,要注意肿块的大小、硬度及活动度。在指诊的同时要与干便加以区别以免误诊错治。在指诊时,男性必须检查前列腺是否有肿大、有无触痛、女性要检查子宫的位置是否后倾,强调肛肠科医师必须掌握诊断前列腺疾病的技能和诊断子宫是否后倾技术。指诊对直肠癌的诊断和鉴别诊断有重要的意义。在退出食指后,应观察指套上有无脓血。如指诊结果与临床症状和体征不符者,可改变体位继续指诊,有助于明确诊断。特别对直肠中上段癌症的发现,有重要诊断意义。学者认为蹲位指诊有助于直肠癌、直肠息肉、直肠脱垂的确诊。临床经验证明,指诊对痔疮的诊断意义不大。不易触及内痔,对大的内痔可能触到柔软的肿块,对血栓性内痔或纤维化型内痔,可以触到硬结并有触痛或有指血。指诊特别对下列肛肠疾病有诊断价值。

①低位肛瘘:一般在外口向内口的条索状管道与相对应的肛隐窝可摸到小硬结或凹陷。

②高位肛瘘:常在肛管后位齿线上摸到凹陷的内口,同时可触到肛直环也硬化,个别排便时也受影响,常有排便不尽感。

③直肠息肉:在直肠内可触到活动的软包块,有时可触到息肉蒂,有时触不到息肉。指诊时指套上有血迹。在临床中曾遇长蒂直肠息肉。平时不脱垂每当腹泻时即脱垂,可自行还纳。大的息肉可以嵌顿,可急症手术也可以还纳后择期手术可因蒂长回缩术中找不到息肉而被终止手术的教训。

④直肠癌:可在齿线上的直肠颈壁触到高低不平的硬块,有的为菜花样的感觉,有的为溃疡,有的呈狭窄、硼硬。指套有陈旧血迹或黏液血便有时有血块。标准肛门镜是 8cm 的,如未发现异常,可选用长筒直肠镜进行检查,也可用乙状结肠镜检查明确诊断。偶尔可以发现乙状结肠与直肠交界处的癌症。必要时可用纤维结肠镜检查。

第二节　肛门肛管直肠指诊

肛肠指诊也被称为肛门肛管直肠指诊,这是一个完整的定义名称,常被肛肠专家简称为肛门指诊、肛管指诊、直肠指诊。这些称法尚不能完全概括肛门肛管直肠指诊的全意。学者认为也可简称肛肠指诊,包括肛门肛管直肠指诊,符合肛肠科检查的原意。肛门肛管直肠指诊是肛肠科医师常用的首要诊断技术,是不可缺少的检查步骤,否则就可能漏诊、误诊和错诊。特别是对直肠癌的漏诊和误诊,其教训是深刻的。

肛门指诊在肛肠科除门诊检查外,在麻醉前、麻醉后手术中指诊检查更为重要。

肛门肛管直肠指诊,没有什么高深的理论,也不需要什么高超的技术,是一种简而易行的检查方法。只要临诊时重视,精心体会,就能运用自如、得心应手。协助确诊。

一、肛肠指诊概述

肛门、肛管、直肠指诊一法,不仅是低年制医师必须掌握的技术,也是高年制医师不能忽视的技术。临床误诊的教训,是医师粗心大意,忽视肛门、肛管、直肠指诊的作用。在临床中,有一指确诊的经验,也有不做指诊误诊的教训。"指诊眼"之称,充分说明肛门、肛管、直肠指诊在肛肠病诊断中的重要意义,所以要重视肛周触诊、肛管直肠的指诊。

二、肛门、肛管、直肠指诊的准备

1.手套的选用

过去多选用一次性橡皮指套、阴茎套或伞形指套。常因污染术者手背而不用,改用塑料手套或橡胶手套,但因反复洗涤再用,容易引起交叉感染。故目前多用一次性塑料薄膜手套或一次性乳胶手套。

2.润滑剂的选用

常用的有凡士林油、甘油、液状石蜡油等,其中以凡士林油的润滑效果最好,应为首选。这是因为凡士林油本身性质所决定的,它具有附着力大、凝聚力小,与其他物体接触时附着力大于凝聚力,能均匀地附着于手套或肛门镜、直肠镜和纤维结肠镜上,因而润滑效果好。而甘油、液体石蜡,本身凝聚力大于附着力,不能均匀地附着于手套上和肛门镜上,而凝集成大小不等的油珠儿,故润滑效果差。有学者提倡采用凡士林油和液状石蜡的混合油,可以取长补短。在肛门镜上涂油,又在肛周、肛管内擦油,润滑效果更好。

3.肛门镜的选用

(1)常用的肛门镜有筒状镜、喇叭镜、二叶镜、三叶镜和多功能肛门镜。应用肛门镜检查时应边退镜边检查,视野清楚,检查准确,不发生漏诊。

(2)肛门镜检查方法:先涂以润滑油,轻轻按摩肛门,使括约肌放松,再将肛门镜缓缓推入肛门内。术者先将肛门镜指向脐部,进入外科肛管进行检查后再转向骶部方向插入。取出闭孔塞,在灯光下边退镜边观察。使用分叶镜时,不必完全合拢缓缓取出,以免损伤直肠黏膜,取出后再度更换多方位、多层次、多方法检查,不能在肛管直肠内旋转方向进镜检查。因旋转易夹伤直肠黏膜。

(3)必要时行吸肛器检查、探针检查、长型直肠镜检查、乙状结肠镜检查或纤维结肠镜检查。必要时做直肠压力测定、排便造影检查、肌电图检查、瘘管造影检查、钡剂灌肠检查、病理学检查等。

4.肛门、肛管、直肠指诊的定位

目前有时位定位法和方位定位法,时位定位法必须依体位为前提而定位,首先要记录采取的是胸膝位或截石位。方位定位法不受体位限制。说明病变在顺时针的几点。这种定位法烦琐,虽然定位精确,但临床并不适用。学者认为,把肛周分为 12 份也没必要,也没有临床实用价值。方位定位,只分前正中、后正中、左侧、右侧和左前、左后、右前、右后定位足够临床应用,又不受体位限制,使用方便,所以临床医师多采用方位定位法。

三、肛门、肛管、直肠指诊的方法

行肛肠指诊时要做到无痛检查,要求患者放松肛门,医生手法要轻柔,一松一轻配合默契,会获得满意的检查结果,达到三无痛的检查无痛。

1.肛门、肛管、直肠指诊的常用体位与临床意义

(1)胸膝位(也称为肘膝位和膝胸位、KC 位):双膝曲屈跪在检查床边两肘着床,臀部抬高,腰部下塌放松、胸部近床、两膝分开、脚尖向内翻、足跟向外翻、张口呼吸。此位暴露充分,

是良好的检查体位,适用于指诊、肛镜检查和乙状结肠镜检查的体位,也是胶圈套扎和硬化萎缩剂注射疗法的体位。学者对老人或体弱病重常采取胸膝坐位法检查。

(2)侧卧位:分右侧卧位和左侧卧位,侧卧位是双膝屈曲近腹,临床检查多采用左侧卧位、左下肢略屈、右下肢屈曲、贴近腹部为好,也是常用的手术体位。学者手术多选右侧卧位便于右手操作,特别对青少年及妇女检查和手术时常选择的体位,也适用重病或老年体弱的患者。

(3)截石位:仰卧双腿置于腿架上,臀部靠近手术台边,膝部和髋部屈曲外展固定,能较好地暴露肛门,是肛肠手术常用的良好体位,特别在直肠脱出和环形混合痔手术时多采用的体位。此体位暴露良好,有利于术者与患者的合作。

(4)倒置位:两臂放头前,两膝跪于检查床端,两腿下垂,臀高头低,体位舒适,手术操作方便。

(5)俯卧位又称伏卧位:俯卧手术台上髋部垫枕抬高、双脚内翻,适用于骶管麻醉体位和手术的体位,可使肛门松弛。助手将肛门拉开,使肛门充分暴露,是一种习惯性采用的手术体位。

(6)蹲位:屈膝下蹲呈排便姿势,增加腹压,充分显露病变,是直肠脱出、脱肛痔、环型内痔、环型混合痔的理想检查体位,必要时可行蹲位指诊进行鉴别诊断,可防漏诊。

(7)扶椅位,又称弯腰扶椅位:向前弯腰,两手扶椅,露出臀部。此体位多用于体格检查,还有骑木马位,多用于复诊和换药。还有仰卧位、腰坐位、骑伏位。

(8)骑伏位:令患者骑于特制的木马或检查台上背向医生,暴露臀部,将上身伏于台面上,头略微偏向一侧,两臂自然下垂。

2.肛门肛管直肠指诊的操作

单纯内痔,不易摸到,较大内痔可在齿线上方摸到纵向和隆起的痔块。血栓外痔在痔体中心可触及血栓,质硬,可活动,有压痛。

(1)肛门外指诊(即肛门触诊):首先用手指触摸肛门周围皮肤及肛缘附近,一边反复触摸,一边绕肛门周围检查肛门皮下深部的病变。例如肛周脓肿尚未达到皮肤表面时就能触到明显的压痛和硬块,在肛门后正中线的皮垂下部如有疼痛,很可能是肛裂合并裂痔或裂瘘。触摸肛周可鉴别小的肛周皮下脓肿和肛门硬结症。此处,触摸还能了解表浅肛瘘的分布及走行。必要时可将病变捏起来触诊,必要时行肛门双合诊,例如检查肛门皮脂腺囊肿(粉瘤)与基底部有无粘连,活动性如何。肛瘘走行方向和深度。

(2)肛门内指诊(即肛管直肠指诊):先用食指对准肛门口进行按摩,使患者适应检查的心理准备,消除恐惧心理,使括约肌松弛,然后指腹朝下轻轻插入肛管直肠,呈顺时针方向转动检查,做到指感心会,仔细鉴别,发挥指感作用。首先触到的是环形的括约肌间沟(即肛白线),其次是栉膜区和齿线,这是肛管直肠内最狭窄的部位之一,也是痔好发的部位,也是指诊时勒指最强的部位。此处,最易发生先天性及后天性狭窄(多由于手术引起,特别是环型混合痔环切术引起肛门狭窄的最多。也有因注射硬化剂,引起直肠局部狭窄和环形狭窄)。肛裂多在肛管后壁正中线处,在括约肌间沟附近,往往触到肛门硬结。能看到裂痔和裂瘘,了解内括约肌舒缩是否异常。

肛门收缩不只是由于内、外括约肌而产生的收缩,同时还有一部分提肛肌、耻骨直肠肌和联合纵肌也参与肛门的收缩或舒张,但主要还是外括约肌三部的舒缩,其次是内括约肌的舒缩。疼痛性肛门疾病,这些括约肌更易挛缩,特别是肛裂引起肛管明显挛缩而剧痛。还有痔疮术后,由于疼痛引起的肛门括约肌反射性痉挛。肛门高度收缩,影响肛周血液循环,引起肛周水肿,更加重肛门挛缩,因此要求做到:检查无痛、手术无痛、换药无痛是非常必要的。术中操作要求"稳、准、轻、快"地进行,可以减轻术后疼痛。

对老年人做肛门手术时要特别强调内括约肌切断要持慎重态度。可用扩肛术替代内括约肌松解术,防止术后肛门失禁。

3.肛门、肛管、直肠指诊的方法

指诊手指经过解剖肛管到达齿线,由于齿线在解剖学上的特点,在齿线上也是多发病的部位,指诊时可以触到一些病变,如有硬结(肛窦炎)或硬结中心有凹陷(肛瘘内口),以及肛乳头肥大、肛乳头瘤等。再深指诊即达到齿线上直肠末端,肛管直肠环。触诊时可有黏膜样感觉,触摸耻骨直肠肌是否痉挛。在齿线下部,由于肛管上皮和皮下组织结合得比较牢固无活动性,所以指诊在齿线下的诊断意义比较大。一过齿线后,直肠黏膜有活动性,指诊的作用就不大,没有经验很难摸到阳性体征,所以内痔指诊时不易触到真实感,必须配合肛门镜检查,方能确诊。指诊检查是靠触觉,肛镜检查是靠视觉。对肛管直肠周围脓肿可有触痛和波动感以及热感。对直肠息肉,直肠癌指诊可获得特定体征而确诊。

指诊的技术,关键在于内指诊,熟练的指诊比视诊更准确,可以了解肿物的范围、深度、硬度,有无活动和波动,有无触痛等。因此,称为"指诊眼"。用肛门镜检查,只能发现病变的表面颜色,这就是指诊与肛门镜检查的不同作用。两种检查各有其能,缺一不可。指诊直肠时,应先由前壁到两侧壁,再到后壁,要尽量将食指继续伸入再向直肠后上方触摸、特别要注意,直肠后壁是直肠癌的多发区。肛管癌多发生在侧壁,内痔多发生在右前右后和左中的母痔区,即截石位的 3、7、11 点位。有肛瘘者,要进一步查明内口所在位置,主管的走行,有无支管和无效腔。必要时用探针与手指双合诊配合检查,并辨别前列腺和子宫与肛肠病的关系。指诊后,要观察指套有无血迹、血的颜色、有无黏液、有无脓液、是黏液血便还是脓血便,必要时取活检送病理检查定性,也可用结肠内窥镜和 X 线造影检查。

双合诊:有肛门内外双合诊或直肠阴道双合诊、肛腹双合诊(直腹双合诊)。手指进入直肠颈,括约肌抵抗消失,指诊摸到肛直环,这个界线相当于 Herrmann 氏线,即肛直线。在前壁相当于外括约肌深部上缘,在侧壁和后壁相当于耻骨直肠肌上缘。术者用食指和拇指夹住肛门直肠周围组织详细触诊。可进一步了解肛瘘的分布与走行,鉴别提肛肌上下各种类型的高位肛周脓肿和深部复杂肛瘘。肛腹双合诊,右手食指插入直肠内,另一手四指置于下腹部压向盆腔,进行直肠与下腹双合诊检查,了解肿瘤的上界,肿瘤的大小,了解与其他脏器的关系。

4.肛肠指诊的重要性

肛门肛管直肠指诊是肛肠科医生常用的诊断技术,是不可缺少的检查步骤,对每个患者都不能省略,否则就可能漏诊和误诊。指诊与肛门镜检查必须密切配合才能运用自如,得心应手,发挥肛肠病的诊断价值。临床误诊的教育:一是医生的粗心大意,忽视肛肠指诊作用。二是患者麻痹大意延误诊断时机。"指诊眼"之称充分说明指诊在肛肠诊断中的重要性。

肛肠科医生对肛肠指诊要有足够的认识,要具有高超的经验。

(1)易行性:它可在任何条件下都可随心应手地应用,发挥指诊的作用。绝不要怕麻烦,将一指即诊的病变延误了诊治时机。

(2)直感性:熟能生巧,根据医生的经验,发挥医生手指的灵感性,指诊的直感性。目前还没有一种先进仪器能完全替代,可谓诊病的先导,不可低估一指之劳。

(3)广用性:肛肠指诊不仅在肛肠病有诊断价值,对肠套叠、直肠内脱垂、泌尿系统的膀胱结石、膀胱肿瘤、前列腺肥大以及妇科疾病都可应用。

(4)重要性:当今世界先进诊疗仪器问世至今,仍未完全废弃肛肠指诊法。因为肛诊简易并不简单,并可作为肛镜、吸肛器、探针、乙状结肠镜检查的先导。

总之,正确的诊断来源于准确的检查。如何掌握手术指征和手术时机也有赖于准确的肛门肛管直肠的检查。要做到门诊检查、住院检查、手术时检查、麻醉前检查、麻醉后检查,最终确定手术方案,这是不可缺少的五步检查。

第三节　肛门手术的基本技术及其临床应用

肛门手术看起来很简单,做好却很难,没有经验者的手术很难取得较满意的疗效。判断肛门手术疗效好坏的依据是:①病变已治愈或已去除;②肛门形态恢复到接近正常;③未损伤肛门的功能;④治疗带来的痛苦较少;⑤治疗(治愈)时间短,费用低等。这五个要素中的任何一个要素都必须达到及格分,综合分越高越好。

一、肛门手术的基础

1.肛门手术的基本要求

肛门部解剖、生理、病理有其特殊性,从外科角度来看,肛门的特殊性表现为:①区域狭小,并被括约肌环绕;②肛门上皮、齿状线、肛门腺、括约肌等器官的结构复杂,具有一定的特殊性;③经常被粪便、细菌所污染等。如手术时不考虑这些特殊性,违反其生理病理特点,就容易出现创面不愈合、疗效不好等后果。因此要注意以下几个方面:

(1)掌握肛门的解剖、生理、功能知识,正确把握各个患者的病变情况。积累相关的手术经验很重要。

(2)注重根治性,去除有必要去除的病变组织。

(3)在根治疾病的同时,注意保存正常组织,对正常组织损伤者,必要时要做修补。

(4)保持手术创面光整,引流通畅,即手术创面不能出现凹凸不平。

(5)必须做向外的引流创面是肛门手术的基本原则之一。现在临床上常采用半缝合肛门内部创面的术式,以使创面尽量缩小,加快创面的愈合。但并不表明完全不需要引流创面,依然必须做最低程度的必要的引流。

(6)不残留有血行障碍的组织,如该组织以后坏死,就可能影响创面的愈合。

(7)注意防止肛门狭窄。这一点早就成为肛门手术特有的一点而一直被强调。

(8)止血要完全。最近由于使用如前所述的半闭锁术式,出血的危险性和次数都有所降低,但如在缝闭的创面内出血,就成为血肿而化脓,易引起各种各样的障碍,所以必须避免。

(9)不残留异物。以前一直使用的是丝线,但因为其易造成异物刺激,最近已不被使用。

希望尽量少用缝线,而细致地使用电刀。

2.肛门手术创面愈合的基本条件

为了使肛门手术创面顺利愈合,必须满足以下几项:①无严重的污染;②无重度的压迫;③无血行障碍;④无过度的张力等。

3.制作创面的基本原则

为满足上述条件,制作创面的基本原则是:①向外的引流通畅;②创面平整;③无其他组织压迫;④张力较小;⑤无血行障碍;⑥组织抗感染力强;⑦组织对合好;⑧无括约肌紧缩的因素影响;⑨营养供应好;⑩保持清洁;⑪无有害细菌繁殖等。

4.创面的基本形状

手术创面的基本形状必须满足上述基本条件,有多种不同的创面。实际手术中要根据病变的种类、程度等,综合应用多种基本技术做好合适的创面。

制作肛门部创面的切除、切开、缝合技术,并无不同于其他部位创面之处,将这些简单技术配合应用,就能达到要求。在病情复杂、多种病变并存且相互影响时,采用合适的手术技术并取得较好的治疗效果,就有相当的难度了。

5.引流的概念

创面的引流与创面的形状一样重要。因为肛门部创面易被粪便污染,又受到括约肌收缩的影响,容易导致愈合不正常。肛门部手术都必须考虑引流,不考虑引流就不能治愈疾病。做好合适的引流创面,常常是迅速而顺利地治愈肛门疾病的决定性因素。但引流创面并非越大就好,引流创面过大时会损伤较多的正常组织,使创面愈合延迟。因此,在满足引流的条件下,应尽可能缩小创面面积。

6.制作引流创面的基本原则

(1)肛管内的创面一般向外做引流创面,偶尔也有向直肠内做引流创面的特殊情况。

(2)引流创面越向外越大,呈水滴状。

(3)肛内创面越大,引流创面越大。

(4)内方创面越深,引流创面越大。

(5)内方创面的污染越重,引流创面越大。

(6)内方创面的预计愈合时间越长,引流创面越大。

(7)内方创面的形状越不好,引流创面越大。

(8)如创面存在凹凸不平、血行障碍等情况,引流创面应相应增大。

因此病变重、愈合慢、术者缺乏经验、开放性创面时,必须做较大的引流创面。相反,如手术者操作熟练,应尽量使内方创面小而美观,为此应尽量缝合创面,缩小创面包括引流创面。为此,在手术中越来越多地采用了缝合技术。

7.手术创面的具体形成法

术前对手术部位进行充分的观察,术中切除病变组织时要尽量减少对正常组织的损伤,要使创面的形态便于通畅引流和生长愈合。为了尽可能缩小创面,能够缝合的部分予以缝合。切除凹凸不平的、不洁的、有血行障碍的、压迫创面的组织或病变。必须使肛门宽松合适,如有肛门狭窄则予以切开扩大,如肛门过松则予以缝缩。综合采用缝合创面、剜除、肌肉充填、皮瓣转移覆盖法等多种手术技法,做好满足要求的、面积最小的引流创面。

二、不同病变手术的基本原则

1.痔

在痔核手术中应尽量保护好肛管上皮、彻底切除病变的痔组织,方能达到保全肛门的形态及功能、根治疾病的目的。痔核半闭锁术式的要点:将痔核结扎切除,保护好肛管上皮,肛管内的创面予以缝合闭锁,肛门外的创面向外开放引流。如同时有并发病变,则术中同时予以切除。

环切术式因将肛管上皮与联合纵肌筋膜附着部一起切除,易导致排便感觉减弱、狭窄或黏膜脱垂等并发症,所以目前已被淘汰。取而代之的是由 Milligan.Morgan 所倡导的结扎切除术。该手术要求:①尽可能切除全部的痔组织;②尽可能保存肛管上皮;③向肛外做合适的引流创面;④切除肛乳头肥大(纤维瘤)、皮赘外痔等伴随病变;⑤不残留坏死组织;⑥充分止血;⑦不残留丝线等异物;⑧使肛门扩大到适当的宽度;⑨使脱出的肛门上皮尽量回到正常的位置等。

Milligan.Morgan 的原术式主张尽可能切除痔核组织,这一点与尽可能保存肛管上皮存在矛盾。尽可能保存肛管上皮的术式采用的是从肛门上皮下剜除痔核组织,保存肛管上皮,使其复位到原来的位置并固定的方法。保护肛管上皮的术式,将每个内外痔核与肛管皮肤和黏膜同时切除,但切除的幅度较窄,形成的创面呈葫芦形。在将肛管上皮下的痔组织潜行剥离切除后,再将肛管上皮复位缝合固定于正常位置。手术结束时,创面内方被缝合闭锁,仅外方创面开放引流。

完全的肛门上皮保存术式在尽可能保存肛门上皮术的基础上,将内外痔核分别切除,剜除痔核间肛门上皮下的痔核组织,缝合闭锁内痔切除部创面。

2.肛瘘

在肛瘘手术中彻底清除内口与原发脓肿之间的病灶是治愈肛瘘的基本要求。此外术中要注意充分止血、保护好肛门括约肌、产生大的无效腔时用肌瓣充填、运用半缝闭术式缝闭肛内创面等。采取这些手段后,能在保全肛门的形态、提高肛门功能的同时,降低术后并发症的发生率。

肛瘘手术的基本原则是:①处理好作为肛瘘发生根源的内口是最低要求;②降低复发率;③不损伤括约功能;④尽可能减少肛门的变形,以及由变形产生的症状和功能障碍;⑤尽可能地缩小创面;⑥减少术后患者的痛苦;⑦缩短治愈时间;⑧同时治疗其他病变等。无畸形、无功能障碍、创面愈合快而彻底、没有复发都很重要,只有符合这些原则的术式才是理想的术式。

(1)肛瘘切开术式:肛瘘切开是肛瘘的基本术式,是将内口与外口间的瘘管全部切开或切除的术式。切开术式适用于:①浅而单纯的小肛瘘;②有必要仔细检查全部瘘管者,如有癌变可能者;③难治性肛瘘(如复发性肛瘘或克罗恩病所致肛瘘)等情况。

要点:①切开全部瘘管,防止遗漏病灶;②剥离内口切除部的肛管上皮及肛门腺;③向外通畅引流,创面的形状多为水滴形;④切除创缘其他伴随病变,特别是易脱出到创面凹陷中的病变,如肛乳头肥大(纤维瘤)、痔核等,将创缘修整齐。

(2)肛瘘保存括约肌术式:采用保存括约肌术式治疗的目的是为了尽量不损伤括约肌,避免导致肛门失禁和肛门变形。但肛瘘保存括约肌的术式并非对所有肛瘘都是最好的术式,总体而言,保存的括约肌等组织越多,肛瘘的复发率越高。随着手术技术的进步,手术经验的丰富,治疗病例的积累,肛瘘手术后的复发率也会逐渐降低。关键是选好合适的适应证。

保存括约肌术式的基本要点包括:①残留瘘管的支末端不切开(Hanley 术式);②重新缝闭切开后的创面;③切除内口;④用转移皮瓣覆盖内口;⑤不切开瘘管,在瘘管内放入引流条;⑥用肌肉等组织充填瘘管;⑦潜行剥离瘘管;⑧切除部分内括约肌后将原发脓肿切除(Parks术式);⑨缝闭内口等。尽管术式不同,但在切除掉内口作为最基本的要点这一点上都是相同的。临床上常根据肛瘘的类型、深度、宽度、大小、复杂性、与括约肌的关系、多发性、发生部位、脓肿期或慢性期、特异性(克罗恩病等)、癌变等,选用上述要点中的某种方法为基本方法开展手术。

①皮下、黏膜下瘘(隅越分类Ⅰ型):这型肛瘘短小且表浅,不涉及括约肌,但常常合并肛裂等,由于内括约肌硬化而导致肛门狭窄。术式有切开后开放、开放后运用滑动皮瓣移植覆盖在肛瘘的炎症波及周围组织时用前者,未波及周围组织时用后者。

②低位肌间瘘(隅越分类ⅡL型):所用术式较多,主要分为切开术式和保存括约肌术式。此型瘘管在后方者绝大多数都做切开术式;在前方(特别是女性前方)或在侧方、范围大而位置高的复杂肛瘘,宜采用保存括约肌术式。切开术式的适应证是低位、单纯而短的瘘管,即使切开也不会导致肛门变形及肛门失禁等。

③高位肌间瘘(隅越分类ⅡH型):瘘管向上方的直肠延伸,切开瘘管虽不会损伤括约肌,但有可能导致出血。治疗此型肛瘘时,只要处理好内口、向肛门外方做好引流创面就有可能获愈。此术式不损伤括约肌,学者也一直采用这个术式。该型瘘管如产生直肠狭窄而必须切开狭窄部瘘管时,因切开部可能有大血管走行,一旦发生出血止血较困难,所以此处是肛门手术中的危险地带之一。可以用电刀将切开的创面充分止血、缝合,或者用橡皮筋或者丝线做 2 期切开。

④坐骨肛门窝瘘(隅越分类Ⅲ):内口大多位于肛门后正中,原发脓肿在肛门后方的内、外括约肌间(肛门后间隙)形成后,向两侧的坐骨肛门窝扩展。位置较深,易向两侧呈马蹄形扩展到肛提肌下,治疗难度大。对此型肛瘘采用切开内口至原发脓肿间的病灶、切开肛门后间隙、切开两侧瘘管的术式治疗,根治率接近 100%。但术中只有肛提肌被保留下来,多数病例会发生肛门失禁,肛门后方的组织缺损、变形(所谓的钥匙孔畸形)等重度并发症,所以应尽量避免采用切开全部瘘管的术式。

对于两侧瘘管细小的病例,采用保留两侧支管(开窗引流)、仅在肛门后方切开的 Hanley 术式较为合适。但两侧的支管粗大时,如将其残留下来,就有可能发展成脓肿,依然会有肛门后方的钥匙孔畸形,对此,用取自周围的肌瓣充填两侧的支管有一定的作用,但也会切断外括约肌,在取肌肉瓣处形成新的缺损。进一步改良的方法是仅切开、切除内口与原发脓肿间病灶,对产生的小缺损用肌肉瓣充填,这是所谓的小肌瓣充填法(岩垂)。但重症患者采用此术式治疗,可能会降低治愈率。学者主张的方法是,切除后方的内口与原发脓肿间的病理组织,从周围制取肌瓣消除张力后充填在创腔内,然后缝合闭锁;将两侧的支管敞开引流。

⑤骨盆直肠窝瘘(隅越分类Ⅳ型):此型肛瘘的内口在后正中,瘘管向肛提肌上方的骨盆直

肠窝扩展。此型肛瘘的治疗难点是：如采用切开术式治疗，肛门的括约功能就会丧失殆尽；另一方面，此型肛瘘常伴癌变、结核和克罗恩病等特异性疾病，且常伴有直肠穿孔，有必要切开全部瘘管仔细检查。学者采用的方法是：在离开肛门相当远的地方、以后方为中心弧形切开组织，到达瘘管后将其切开，仔细检查，或取活组织检查，如有大的缺损就用周围组织充填。从肛门内切除从内口与原发脓肿间的原发瘘管（主瘘管），在肛门内做浅浅的引流创面，缝合闭锁从内口部通向主瘘管间的创面。

3.肛裂

在根治肛裂时，要切除裂创、瘢痕、肛乳头肥大、皮赘外痔等病变。接着解除狭窄、用转移皮瓣移植覆盖。通过去除病变和解除狭窄获愈，并预防并发症的发生。

第三章 肛肠先天性疾病

第一节 直肠阴道瘘手术方式的选择及疗效评价

一、概述

直肠阴道瘘（RVF）是直肠和阴道之间形成的先天或后天的通道，瘘的内侧面被覆上皮组织，可发生在阴道的任何位置，但大多发生在肛管至齿状线之间。根据瘘口的位置可将直肠阴道瘘分类为低位、中位和高位三种类型。瘘口大小和位置这两个特征直接影响修补手术方式的选择，因此须特别注意。低位直肠阴道瘘的直肠瘘口靠近齿状线位置，而阴道瘘口正位于处女膜的内侧；中位直肠阴道瘘常发生在处女膜和宫颈之间；高位直肠阴道瘘的阴道瘘口接近宫颈或子宫切除的患者的阴道末端，而与之相通的肠侧瘘口一般位于乙状结肠或直肠，这类瘘通常需经开腹手术修补。有些高位直肠阴道瘘体格检查和内镜检查不易发现，需进行鉴别诊断。直肠阴道瘘的瘘口大小不等，小的直径小于1mm，而大瘘口可以使整个阴道后壁缺损，这无疑给手术修补带来了困难。

直肠阴道瘘常导致患者阴道不洁且易感染，生活质量下降，使其痛苦不堪，RVF临床上虽然少见，但对患者的生活质量及心理影响巨大，往往强烈要求手术治疗。RVF自行痊愈的概率很小，一旦诊断明确，均需采用手术治疗。由于RVF的形成是从高压的直肠（25～80cmH$_2$O）到低压的阴道（大气压），因而修补RVF的关键在于直肠前壁的重建，以恢复直肠及肛管部位的高压力区。如行局部修补，应充分分离瘘口周围组织并完整切除瘘管及周围瘢痕，保持修补组织的无张力和血供。如瘘管较大或局部瘢痕严重，不可勉强缝合，应选择修补后张力较小的游离瓣修补术。总之，无论采用何种手术，切断直肠与阴道间上皮的融合、清除局部不新鲜的组织、无张力缝合是手术成功修补的基本条件。

二、病因与分类

（一）病因

本病可由先天异常造成，但多数是后天获得。先天性RVF发生的原因是胚胎6～7周时，由于中肾旁管沿尿生殖窦后壁向下延伸所致。后天获得性RVF常见病因包括产伤（约占88%）、炎性肠病、手术创伤（妇科和结直肠手术）、感染（直肠周围、盆腔脓肿、憩室炎、前庭大腺炎、盆底炎症性疾病）、盆底新生物和盆底放疗（主要是宫颈癌放疗）后等。少见原因包括"硬化剂"内痔注射后、直肠阴道损伤、放射性阴道纤维化行扩张治疗后、PPH术后等。值得重视的是随着低位保肛手术的推广，吻合器使用的推广，术前辅助放疗、化疗的联合应用，直肠癌术后并发直肠阴道瘘的患者有增多趋势。直肠癌前切除术后RVF发生率报道为0.9%～2.9%，Kosugi等报道为9.9%发生RVF。可能原因为：①肿瘤浸润切除部分阴道壁；②吻合器闭合

17

时包含部分阴道壁或缝线穿透阴道黏膜;③吻合口瘘导致盆腔脓肿,穿透阴道后壁等。盆腔放疗可引起直肠的急性组织改变,包括炎症影响直肠尤其是吻合部位组织的血运和组织修复,使吻合部位缺血坏死是术后并发 RVF 重要诱因之一。放疗后 RVF 发生率为 $0.69\% \sim 5.00\%$,多在治疗后 $0.5 \sim 8.0$ 年内发生,主要因为高剂量,相关因素包括盆腔手术史、糖尿病、心血管疾病、高血压、高龄、吸氧及化疗等。有报道使用双吻合器手术的患者较单吻合器的患者直肠阴道瘘的发生率高,故医源性发病值得重视。

(二)分类

1.按病因可分为先天性和后天性两大类

(1)先天性直肠阴道瘘:多见于儿童,往往合并肛门直肠畸形,手术除了修补瘘管外还需肛门重建。

(2)后天性直肠阴道瘘:后天性多见于成人,需肛门重建者少。

2.按是否有损伤过程可分为损伤性和非损伤性两大类

(1)损伤性 RVF 多因产伤所致,手术误伤、放射性损伤、外伤等也是其常见原因;

(2)非损伤性 RVF 则包括先天性和肿瘤、医用修复材料侵蚀等多种因素。

3.按照瘘口位置可将 RVF 分为高、中、低三类

(1)低位瘘:瘘口位于齿线处或其上方,在阴道口阴唇系带处。即瘘位于直肠的下 1/3 及阴道的下 1/2。

(2)中位瘘:即介于高位和低位瘘之间。

(3)高位瘘:瘘口位于直肠的中 1/3 及阴道的穹窿处。

4.根据瘘口直径大小分为小、中、大口 3 种类型

(1)瘘口直径小于 0.5cm 称为小瘘。

(2)瘘口直径 $0.5 \sim 2.5$cm 称为中瘘。

(3)瘘口直径大于 2.5cm 称为大瘘。

5.根据病情分为单纯性和复杂性两类

这是目前较为公认的分类方法,是根据瘘口在阴道内的位置、大小及病因进行分类。

(1)单纯性 RVF:指瘘口直径<2.5cm,位于阴道下半部,由创伤或感染导致且既往无手术史者。

(2)复杂性 RVF:指瘘口直径>2.5cm,位于高位,或由肿瘤、炎症性肠病或放疗所致并有过一次或多次手术者。

Devesa 认为决定愈合的最大影响因素是瘘的类型,即是单纯性或复杂性瘘,复杂性瘘常需要行暂时性结肠造口。

6.自发性直肠阴道瘘

自发性直肠阴道瘘极为罕见。Chitrathara K 等报道自发性穿孔导致直肠阴道瘘 2 例。2 例都发生在卧床粪便嵌塞的患者。

三、诊断

RVF 的诊断相对比较明确,通过患者的症状和体征,一般均能够明确诊断。最常见的症状为患者主诉经阴道有排气或少量粪样液体流出,可合并低热、阴部疼痛等。瘘口较大的患者,可从阴道排出成形便。但是对瘘管走行及瘘口位置等精确的判断对确定临床治疗方案有较高的价值,因此合理有效的术前检查和评估方法至关重要。位置较低的 RVF 通常直视下即可确定瘘口大小及位置。高位且瘘口小的 RVF 常用亚甲蓝灌肠,阴道内填充棉球观察其是否染色来确诊,可分别行阴道镜和直肠镜精确定位,阴道直肠双合诊对 RVF 的诊断有一定的帮助。根据病史及肛门阴道指诊或探针检查,直肠阴道瘘的确诊率为 74%,一些极小的瘘则需要借助肛门 B 超、MRI、直肠内镜、阴道内镜等检查确诊。直肠腔内超声检查可确定 RVF 的位置,该检查能较好地评估括约肌损伤程度。近年来直肠内 MRI 亦被广泛使用对 RVF 进行评估。Dwarkasing 等推荐应用直肠内 MRI 对 RVF 进行临床分型,对于放疗相关的 RVF 患者,可选择使用阴道镜加瘘口造影以除外可能发生的阴道—小肠、结肠瘘。有研究表明,括约肌正常的 RVF 直肠内推进瓣术后手术成功率在 50%,异常的仅为 33%,临床应了解患者是否发生大便失禁,这对于了解低位 RVF 是否合并括约肌损伤有重要意义。由于括约肌功能与手术成败密切相关,RVF 患者术前都应进行直肠内超声及直肠肛管压力测定,以发现隐藏的括约肌功能障碍。

四、手术治疗与疗效评价

RVF 的治疗包括保守和手术治疗。目前,文献中保守治疗 RVF 的手段包括局部坐浴及局部冲洗、病灶引流、无渣饮食、口服敏感抗生素、肠外营养等,但治愈的概率小。近年有使用英夫利西单抗治疗 Crohn 病引起的 RVF 以及运用生物蛋白胶或生物瘘管塞来封堵单纯型 RVF 的成功报道,但这些方法尚缺乏大样本临床实践。因此,尽管有学者报道 RVF 可保守治愈,但大多数学者均认为手术修补是 RVF 唯一的治愈手段。一旦发现 RVF,即应根据病因、部位及大小、肛门括约肌功能状况、有无局部手术史、患者的整体情况以及外科医师的技术和判断选择不同术式,从而获得较高的治愈率,改善患者的生存质量。

(一)手术时机的选择

由于瘘的急性期局部充血、水肿等,应待感染控制,充血、水肿完全消退、上皮覆盖、瘘管成熟、瘢痕软化后(一般 3~6 个月)才可行局部修补手术。修补失败者可于 3 个月后再次修补。同时因直肠内有大量细菌滋生,手术前应该进行良好的肠道准备,充分清洗肠道,手术时再严格消毒直肠和阴道,使手术野获得良好的愈合环境,这对手术的成功至关重要。

(二)手术注意事项

修补 RVF 的关键在于直肠前壁的重建,恢复直肠及肛管部位的高压力区。应充分游离瘘口旁组织、仔细辨认周围组织层次、完整切除瘘管及周围瘢痕,谨慎止血后分层行无张力缝合,并保持组织间充足的血供。如果无法保证充足血供,则应在阴道与直肠间填充血运丰富的组织以确保缝合部位的愈合。

(三)手术术式及疗效评价

1.瘘管切开缝合术

经会阴直肠瘘管切开缝合术即 Musset 手术,主要用于低位 RVF,尤其是因产伤而合并括约肌损伤者。术中将瘘管至会阴体间的直肠肛管阴道隔切开,分层缝合直肠肛管、肛门括约肌和阴道黏膜等。其要点是将 RVF 转变为Ⅳ度会阴裂伤,之后再逐层缝合直肠肛管、肛门括约肌和阴道黏膜等,手术时应注意阴道可容二指,肛门通过一指,且有括约肌收缩感。此类手术最大的优点是手术视野开阔,径路直达,可以完全显露会阴区,并能够获得充分的会阴体重建,是一种整体的修复和加强术式,具有较高的成功率和术后较低的并发症发生率。但这些优点并未得到外科医生的足够重视,主要原因是切开肛周括约肌可能会引起术后肛门失禁。国内学者申震等用 Musset 术治疗中低位 RVF20 例,简单瘘 15 例,复杂瘘 5 例。全组患者术后无排粪失禁的发生,认为是由于 Musset 术仅切断了基底祥和中间祥,而保留了对肛门控粪起决定作用的尖顶祥的结果。该组均未实施肠道保护性造口,但建议对于瘘口周围炎性反应、水肿明显或由于炎性肠病、放疗等原因而导致直肠阴道瘘的患者,在修补的同时,还应行转流性造口术。国外学者 Soriano D 等报道 Musset 术治疗 RVF 48 例,成功率为 87%～100%。因此他们认为,Musset 术是治疗 RVF 的有效术式,对于具有手术修补失败史的患者,仍能获得较好疗效。同时认为,肛周括约肌并非为不可碰触的禁区.充分的括约肌和会阴体的重建,并不会增加术后排粪失禁的发生。

2.单纯瘘管切除、分层修补术

该术式有经腹、阴道、会阴及经肛 4 种入路。显露瘘管后,切开直肠阴道间连接处黏膜或切除瘘管,适当游离瘘管周围直肠阴道隔后分别缝合直肠前壁及阴道后壁。其中经腹入路适用于高位瘘,而其余 3 种途径适用于中低位瘘。单纯低位直肠阴道瘘可以采用直接手工缝合方法修补,可经阴道通过阴道窥器或经直肠用直肠拉钩充分显露,经直肠侧或阴道侧,或双侧结合直视下切除窦道,缝合瘘口。首先应切除瘘口周围瘢痕组织,强调分层缝合以实现解剖对位。主张术前发现有肛门功能不全或瘘口直径 2.5cm 以上大瘘口者,应同时行肛门括约肌重建,预防术后控便能力下降或失禁。最好使用可吸收缝线以减少局部异物反应和炎症反应。基层医院首次手术多采用此方法,失败率较高,强调把握好手术时机和进行充分的围手术期准备。一般要求手术与瘘发生时间间隔至少 3 个月以上,早期可通过挂线引流换药或预置去功能性肠造瘘等处理,促进局部炎症、水肿减轻或消退,同时控制好基础疾病,如糖尿病和自身免疫性疾病等,设法改善全身营养状况。对直径大、高位、复发及炎性肠病引起的瘘,不建议采用直接缝合修补术;此种情况下直肠阴道瘘修补的失败率非常高,贸然仓促手术,一旦失败将给后续治疗造成极大困难。经肛途径优点在于不损伤肛门括约肌。经阴道途径显露优于经肛途径,不需分离括约肌,可同时行括约肌成形术,多数不需要术前或同时行回肠末端或结肠造口,无会阴切口、愈合快、不导致会阴及肛管畸形,并发症发生率低是其优点。但经阴道及经肛修补均没有充分游离,仅在原位修补,局部组织张力大且血运差,故复发率高。Lescher 报道术后复发率高达 84%,Given 报道为 30%,且经阴道修补术后可能存在性交困难,故有部分学者建议少用甚至不提倡用此手术方式治疗 RVF。但另有学者对该术式持肯定意见,有报道经会阴途径修补 6 例 RVF 效果良好,同时认为如合并括约肌损伤还可对括约肌进行重建,未合并肛门括约肌损伤者,经会阴入路可拉拢缝合肛提肌,分隔直肠前壁和阴道后壁,能降低复发风险。

3.经直肠推移瓣修补术(EAF)

该术式由 Noble 于 1902 年提出,手术方式为经直肠侧将瘘口上下沿黏膜及黏膜下层分离掀起一直肠黏膜瓣,去除瘘口周围瘢痕组织后缝合瘘管,表面覆盖直肠黏膜瓣,一定程度上提高了手术成功率。此为 20 世纪 80 年代治疗低位直肠阴道瘘的主流术式,首次手术成功率约

78%～95%。之后很多学者做了细节改良,但近年报道的成功率仍无明显提高,尤其对复发性直肠阴道瘘,复发率仍较高。有研究报道复发性直肠阴道瘘采用直肠黏膜瓣推移覆盖修补术治疗 21 例患者,复发率高达 56.8%。故目前不赞成将此法作为治疗复发性直肠阴道瘘的优选方法。该术式要点在瘘管周围分离出一个包括直肠黏膜层、黏膜肌层和部分内括约肌的推移瓣,切除部分瘘管后,将推移瓣覆盖缝合,使直肠壁恢复连续性;阴道内的瘘管则敞开引流。该术式可分为经会阴和经肛两种入路:经会阴切口暴露较好,可同时行括约肌成形;经肛入路的优点则在于无会阴部切口,疼痛少,愈合好,不损伤括约肌,术后不影响排便功能,避免术后锁眼畸形及保护性转流性肠造口,是单纯性中低位 RVF 的首选方法,即使首次失败后仍能再次应用。但手术完成后瘘管内口仅有直肠黏膜覆盖,术后黏膜容易因炎症水肿而裂开是该术式的不足。马冲等及邵万金等分别报道运用该术式治疗 12 例及 11 例 RVF,效果满意。

但有些学者对直肠推移瓣治疗直肠阴道瘘的价值存在一定的争议。Kodner 等报道使用直肠推移黏膜治疗直肠阴道瘘和其他复杂肛瘘的经验,作者共回顾性分析了 10 年来以直肠推移黏膜瓣治疗的 107 例患者,其中 71 例为低位直肠阴道瘘,28 例前侧肛瘘瘘,8 例后侧肛瘘瘘,其中产伤 48 例,腺源性感染 31 例,克罗恩病肛瘘 24 例,外伤或其他手术 4 例,17 例(16%)瘘管复发,其中 9 例初次手术失败、二次手术后瘘管痊愈,总治愈率为 93%;80%患者控便功能没有改变,18%控便能力有所增加,而且即使手术失败,也不增加患者失禁程度。Ozunner 等报道了 101 例进行直肠推移黏膜瓣治疗肛瘘的患者,其中直肠阴道瘘 52 例、肛腺源性肛瘘 46 例、直肠尿道瘘 3 例,产伤导致瘘 13 例、克罗恩病 47 例、腺源性感染 19 例、溃疡性结肠炎 7 例、外科创伤 15 例,随访 31 个月(1～79 个月),术后 1 周内失败 6%、总复发率 29%,75%复发发生在术后 15 个月内。Khanduja 等报道 20 例使用直肠推移黏膜瓣和括约肌成形治疗直肠阴道瘘和括约肌损伤的患者,20 例患者直肠阴道瘘完全愈合,14 例(70%)患者的肛门控便明显好转,6 例患者控便有所好转但是仍有失禁。Zimmerman 等认为,在进行直肠黏膜瓣推移手术治疗直肠阴道瘘时同时进行大阴唇直肠瓣间置并不能提高治愈率。

4.经肛门括约肌途径修补术(Mason 手术)

Mason 手术原本是为修补直肠尿道瘘而设计的,后又用于治疗中下段直肠肿瘤,现在,国内外学者用该术式治疗 RVF 也取得了很好的疗效。该术式主要用于治疗低位 RVF,尤其是合并括约肌损伤者。手术取俯卧位或折刀位,臀部抬高,从骶尾关节至肛缘作一直切口,可切除尾骨,切断肛门外括约肌并标记,从肛门后缘向上剪开直肠后壁,显露直肠前壁的瘘口。充分切除瘘口四周的瘢痕组织后,以锐性分离法分别解剖出直肠壁和阴道壁,要求游离距瘘口缘以外 3cm 宽的正常组织,先作阴道壁的间断内翻缝合,后作直肠壁的间断内翻缝合,均为两层内翻缝合。最后缝合切开的直肠后壁、盆底肌和各组肛门外括约肌等。手术时应注意阴道可容二指,肛门通过一指,且有括约肌收缩感。国内邱辉忠率先运用该术式并报道 4 例成功经验。该术式经后路括约肌或尾骨手术,在直视下从中线分离肛提肌群,经后矢状路行直肠阴道瘘修补、肛门直肠成形术,具有径路直达,术野宽敞,显露充分等优点,但由于盆底解剖广泛,一旦发生感染,直肠回缩,仍需行肠造瘘术。本术式严重术后并发症为直肠皮肤瘘及肛门失禁,其发生率分别为 3.8%和 18.0%。对于无括约肌损伤的患者需切断括约肌,亦是 Mason 手术的不足之处。

5.组织瓣转移修补术

指通过引入血供良好的组织到瘘管区,并分隔两侧瘘口缝合处。目的是加强直肠阴道间隙,促进愈合。适用于复杂型瘘。对于中低位瘘,常用的组织瓣有球海绵体肌、肛提肌、阴股沟瓣、臀肌皮瓣、单或双侧股薄肌皮瓣等。主要方法有:

(1)耻骨直肠肌插入间置法:耻骨直肠肌位于肛管直肠交界平面,行走于肛管轴周围,呈"U"型包绕肛管直肠结合部、阴道和尿道,该肌正常于肛管前不汇合。在直肠阴道间缝合两侧耻骨直肠肌内侧部,可明显加强直肠阴道隔的张力,有利于直肠、阴道肌层和黏膜肌层的愈合。该手术可满足至少5层组织修补,手术时解剖层次要清楚,在分离直肠阴道隔时,一定要显露两侧耻骨直肠肌边缘。该手术在直肠阴道间间置血供良好的耻骨直肠肌,愈合率达92%～100%。具有不需转流性造口,操作简单,恢复迅速等优点。Oom 报道 2001—2004 年间,26 名行耻骨直肠肌插入手术,平均随访 14 个月,16/26 例 RVF 愈合;在以前行 1 次或多次手术修补的患者中,愈合率 31%(以前未行修补术的愈合率为 92%)。但术后性交疼痛发生率增加。

(2)球海绵体肌移植术:Reisenauer C 等报道用球海绵体肌移植手术治疗直肠阴道瘘 2 例,其中 1 例为直肠前突经阴道后壁修补术引起的直肠阴道瘘,该患者 20 年前因为宫颈癌放射治疗引起阴道瘢痕性狭窄。另 1 例患者有 23 年克罗恩病史,具有小的低位直肠阴道瘘。2 例患者经阴道途径采用右侧大阴唇球海绵体肌脂肪瓣修复瘘管,避免了临时性的回肠或结肠造口,经随访修复成功。Chitrathara K 等报道自发粪性穿孔导致直肠阴道瘘 2 例。2 例都发生在卧床的粪嵌塞患者。其中 1 例用球海绵体肌瓣修补成功,作者认为,球海绵体肌瓣的植入能防治复杂直肠阴道瘘修复后阴道狭窄。

(3)阴股沟瓣修补法:Kosugi C 报道治疗 5 例转流后未愈合的直肠癌术后 RVF 患者获得成功。该皮瓣血供可靠、对阴道腔干扰小、可同时行阴道下段再造、不破坏会阴外形和供区瘢痕隐蔽等优点。

(4)臀沟菱形皮瓣结合经直肠推移瓣法或肛门内转移皮瓣(内括约肌附近)法:如采用肛门内转移皮瓣(内括约肌附近)结合阴道口后外侧菱形游离皮瓣修补等,转皮瓣方法为避免感染并发症发生,应常规行近侧肠道去功能性造口。

(5)股薄肌移植法:该方法同股薄肌移植治疗肛门失禁者。其他还有带蒂股直肌转移瓣修复等,皮瓣、肌瓣或肌皮瓣移植多需转流性造口。

高位瘘通常在经腹修补术后填充大网膜或折叠下翻的腹直肌等。以上方法均有文献报道,球海绵体肌修补者报道最多。但 Zimmerman 等的研究表明:是否植入组织瓣对于经肛移动瓣修补术后 RVF 复发率等并没有影响。手术经会阴途径显露清楚,可同时行多种肌肉间置或皮瓣转移,其修复方式灵活,但切口并发症发生率较高。

6.生物材料修补手术

随着生物材料的进步,应用脱细胞真皮移植片、肛瘘栓经会阴修补顽固性直肠阴道瘘的方法也有报道。Ellis CN 报道用组织瓣膜移植治疗直肠阴道瘘 44 例,生物材料治疗直肠阴道瘘 34 例,其中 27 例用生物补片植入,平均随访 12 个月。7 例患者用生物材料栓修补,平均随访 6 个月。转移皮瓣修复者复发 15 例(34%),用生物补片修复者复发 5 例(19%),用生物材料栓修复者复发1例(14%)。学者认为用生物材料修复直肠阴道瘘是一项新技术,其修复直肠阴道瘘的效果与皮瓣转移手术相当。李愈飞报道生物补片加直肠黏膜移动瓣技术修补治疗直肠阴道瘘6例,术后随访3~6个月,6例患者全部获得一期治愈,无复发,无肛门畸形,肛门括约肌功能正常,无肛门狭窄。认为对于中低位直肠阴道瘘,生物补片加直肠黏膜移动瓣技术修补治疗疗效确切,手术操作简单,损伤小,术后恢复快,不需切断括约肌,不会引起肛门失禁,不需做保护性造口值得推广。有学者报道生物补片填塞治疗中低位直肠阴道瘘7例,随访1年,痊愈6例,术后3周复发1例,为肛门直肠周围脓肿患者。平均住院9d,无生物补片排斥反应,肛门功能及外形正常。有学者报道应用生物补片修补术治疗中低位直肠阴道瘘10例,其中先天发育不良6例,肛门直肠周围脓肿2例,外伤1例,产伤1例。10例患者采用经阴道入路,将直肠阴道壁的缺损部分在无张力状态下应用生物补片包埋缝合修补。观察术后阴道漏气漏便、补片与组织排斥反应、补片的融合降解、创面愈合时间、肛门功能等情况,并对患者进行随访。结果10例患者经一次手术治愈,随访2年,未出现复发现象。认为中下段单纯性直肠阴道瘘,经阴道行生物补片修补术治疗是一种安全、有效、可行的手术方法。

7.经腹手术及腹腔镜手术

该术式适用于高位RVF,术式包括经腹肛拖出式直肠切除术、Parks结肠-肛管直肠肌袖内吻合术等,使阴道壁与直肠完全被隔开,彻底消除了窦道形成的最主要因素,一期手术成功率高,患者易接受。主要用于复杂或复发的RVF。但手术较复杂,需要有低位直肠切除吻合的手术经验。Parks手术缺点是残存的直肠肌肉病变可能会继续加重并发展至狭窄。目前有文献报道腹腔镜修复RVF病例,但该术式手术适应证相对严格,对患者瘘口大小、位置、原因及括约肌功能、腹腔条件和整体的健康状况等均有限制,同时需操作者具备很高的腹腔镜操作技巧。李宇洲等报道腹腔镜辅助下经肛治疗直肠阴道瘘2例。手术经腹腔镜在腹腔内先剪开腹膜反折行下段直肠前壁的游离,至瘘管上缘,进而弧形游离瘘管口两侧,然后在腹腔镜的引导下,于肛门处把瘘口上缘游离的全层直肠前壁切开并出肛门,覆盖瘘管口并与远端直肠全层吻合,瘘口及瘘口以下到肛门的直肠黏膜全部予以剔除。无术中并发症,伤口无感染,愈合良好,排便功能好。汤绍涛,阮庆兰报道腹腔镜下经腹部和后矢状路联合修补术后复发性直肠尿道瘘和直肠阴道瘘5例,5例患者为术后多次复发性直肠尿道瘘或直肠阴道瘘患儿,男3例,女2例,年龄3~13岁。腹部在腹腔镜下游离结肠,远端尽可能从骶前向盆腔分离肠管,近端肠管游离保证正常结肠能无张力拖至肛门处吻合。低位盆腔肠管分离通过后矢状位切口(肛缘后上1cm),正中切开直肠后壁,直肠内剥离黏膜至齿状线,直视下修补瘘口,近端切断结肠,将正常结肠拖出与肛门吻合。结果所有患儿排便功能良好,仅1例有轻度污粪,未见瘘管复发。因此认为腹腔镜下经腹部和后矢状入路游离结肠、直肠,创伤小,视野清晰,避免了粘连紧密的瘘管分离,完整结肠拖出避免了瘘管的复发,后矢状入路直肠切开能直视下显示并修补瘘管。

五、需要注意的问题

(一)创造有利于手术成功的条件,提高手术治愈率

RVF临床上虽然少见,但对患者的生活质量及心理影响巨大。RVF自行痊愈的概率很小,一经确诊,均须采用手术治疗。由于RVF的形成是从高压的直肠到低压的阴道,因而修

补 RVF 的关键在于直肠前壁的重建,以恢复直肠及肛管部位的高压力区。应充分分离瘘口周围组织并完整切除瘘管及周围瘢痕。如行局部修补,保持修补组织的无张力和血供。如瘘管较大或局部瘢痕严重,不可勉强缝合,应选择修补后张力较小的游离瓣修补术。总之,无论采用何种手术,切断直肠与阴道间上皮的融合、清除局部不新鲜的组织、无张力缝合是手术成功修补的基本条件。

(二)正确的手术方式来源于正确的病情评估

高位 RVF 多采用经腹手术,中、低位 RVF 主要采用经直肠和阴道路径进行修补,但需根据瘘口位置、周围组织情况、是否有括约肌损伤等选择合适的手术方式。如低位 RVF 患者,因瘘口周围瘢痕严重而行改良 Parks 手术"袖套"吻合而治愈。同样,手术方式与治愈率间并无明显相关。没有一种手术适用于所有类型 RVF。直肠推进瓣手术作为目前较流行的术式,其优点有操作简单,不需切开会阴体,疼痛少、愈合快;瘘口表面无缝线,粪汁和细菌无法进入;不需切开肛门括约肌,不引起肛门失禁;再次手术也不增加复杂程度。但如有明显肛门括约肌的损伤,推进皮瓣法是不合适的。术前核磁或超声检查可帮助选择合理的手术方式。

(三)关于回肠、结肠去功能性造口

在治疗 RVF 中是否行末端回肠或结肠去功能性造瘘仍存在争议。文献报道,造瘘与治愈率无明显相关。但行保护性造瘘,使粪便改道、减少局部炎症刺激和粪渣污染,能为成功修补 RVF 创造有利条件。如 Piekarski 等报道 18% 的 RVF 患者只行结肠造瘘而痊愈。复发性 RVF 多为复杂性瘘,经多次修补后局部组织条件差,血供不好,瘢痕严重。Lowry 等曾报道 RVF 初次修补成功率为 88%,而经过 2 次或 2 次以上手术的 RVF 修补成功率仅为 55%。因此,对复发性 RVF、修补不满意、失败概率高的患者,应分期处理。一期行末端回肠或结肠去功能性造瘘,二期再行手术修补。

(四)手术时机的正确选择对 RVF 治疗同样重要

RVF 确诊后不建议立即手术,急性期瘘口周边组织充血水肿、解剖易出血、组织结构不清、炎症明显,应采用抗感染、坐浴等,待局部炎症消退后再行手术。Halverson 等报道手术间隔小于 3 个月的成功率明显低于超过 3 个月的成功率(45%～71%)。因此,对于急性期 RVF 应先采用至少 3 个月的非手术治疗,待局部炎症消退,为修补创造有利条件。

目前对于 RVF 的治疗缺乏统一、标准的治疗规范。手术时机的把握、手术方式的选择,是治疗的关键;另外,树立分期处理观念尤为重要,在此基础上根据具体情况制定个性化的手术治疗方案。

近年来,随着对 RVF 认识的不断提高,尤其是医源性 RVF 的预防和治疗已引起广大相关学科临床医师的重视。提高手术技巧,避免医源性损伤是减少 RVF 的重要途径。提倡个体化治疗,根据病因学、解剖和生理学基础选择不同术式,并注重手术围手术期的处理对于提高 RVF 修补成功率有重要意义。手术后复发问题一直是治疗的难点,国内外学者通过对 RVF 手术治疗经验的总结,认为对复发性直肠阴道瘘采用带血管蒂的全层肠片以及直肠推进瓣技术可明显提高手术成功率。为了提高 RVF 的手术治愈率,如何针对不同患者选择个体化治疗仍然是相关专业医师须要进一步研究的课题。

第二节　先天性巨结肠症的外科治疗现状与未来

先天性巨结肠症又称肠管无神经节细胞症,在先天性消化道疾病中居第二位。因为丹麦儿科医生 Hirschsprung 首次将该病较完整地报道,所以通常称之为赫尔施普龙病(HD)。本病多发生在儿童,成人先天性巨结肠症(ACM)少见,也称为成人赫尔施普龙病(AHD)。

一、二百年的认识过程

对先天性巨结肠症的认识经历了 300 余年漫长曲折的过程,有很多问题至今仍在探索。

(一)临床表现的初期认识

第一位发现先天性巨结肠症的是 Frederick Ruys,在尸检 1 名 5 岁女孩时无意中发现直肠及近端结肠明显扩张。Hirschsprung 通过对 2 例患者临床症状及尸检结果观察,第一次将 HD 的临床症状进行了典型描述,"直肠不扩张,确切地说是狭窄,是先天性疾病。"Osle 第一次提出 HD 的病因是肠管缺乏神经分布收缩功能减弱。Sir Fraderick 首先切除狭窄及扩张的肠管治疗 HD,术后无复发,但肛门失禁有粪污。18 世纪末学者们公认:①HD 是神经起源的异常。②低位直肠和结肠是发病部位,近端结肠扩张是结果。

(二)病理生理改变的证实

(1)临床研究来自神经嵴的交感神经抑制胃肠运动和分泌,来自盆壁的副交感神经促进胃肠运动和分泌;同一内脏器官都有交感和副交感神经双重支配,其作用是对立统一,相互拮抗和协调。Rankin 等报道,在麻醉状态下切断骶前交感神经末梢,直肠指诊发现"括约肌强烈收缩,继而结肠收缩",这是因为副交感神经促进胃肠运动的功能相对增强所致。Ishikawa 在动物身上切除副交感神经,导致巨结肠的发生,这是因为交感神经抑制胃肠运动的功能相对增强所致。Shepara 等首先使用肌电图检查,发现人类及灵长类刺激骶前神经可使肛门括约肌松弛。

(2)无神经节细胞:Tittel 首先报道病变肠壁内肌间神经丛(Auerbach 丛)和黏膜下神经丛(Meissner 丛)神经节细胞缺如,是先天性巨结肠症最基本的病理改变。White 和 Zueler 最早应用组织化学方法证实了先天性巨结肠症病变肠段无神经节细胞。近 10 年细胞免疫和电生理研究发现 Cajal 间质细胞(ICC)存在于胃肠纵肌与环肌之间,是肠慢波电位的起搏者和传导者,ICC 产生自发性的平滑肌慢波,与胃肠道运动功能关系密切。在 HD 正常段、扩张段和狭窄段肠腔,ICC 分布依次减少,具有统计学差异。与无神经节细胞一样,ICC 分布异常可导致 HD 病变肠管慢波节律和兴奋传导异常,从而引起或加重 HD 的发病。

(3)副交感神经系统异常:病变肠壁内缺乏神经节细胞,副交感神经节前纤维找不到靶细胞,增生延长,称为向神经性。肠壁内乙酰胆碱升高为正常 2 倍以上,乙酰胆碱酯酶活性也相应增强,大量胆碱能神经递质作用于肠平滑肌的胆碱能神经受体,导致病变肠管持续性强烈收缩,这是造成无神经节细胞病变肠管痉挛收缩的主要原因。

(4)交感神经系统异常:HD 病变肠管无神经节细胞,但交感神经节后纤维代偿性增多、增粗,其分泌去甲肾上腺素(NA)的功能增强,NA 作用于肠平滑肌细胞膜上的兴奋性 α-肾上腺素能受体,使肠壁平滑肌收缩增加,对胆碱能过度增加导致高度收缩痉挛的病变肠段而言,可谓是"雪上加霜"。

(5)非肾上腺能非胆碱能神经(NANC)异常:20 世纪 60 年代人们发现肠壁内除胆碱能神经、肾上腺素能神经外还存在第 3 种神经,它对肠肌有非常强烈的抑制和舒张作用,这类神经末梢释放肽类物质,故称"肽能神经"。NANC 神经兴奋后释放 NO,肠道肽类递质发挥作用需通过 NO 介导,因此可认为狭窄段肠管痉挛,与缺乏产生 NO 的神经有关。大量研究发现病变肠段 VIP(血管活性肽)、SP(P 物质)、ENK(脑啡肽)、SOM(生长抑素)、GRP(胃泌素释放肽)、CGRP(降钙素基因相关肽)等均发生紊乱,都有不同程度的缺乏甚至消失。

(三)病因学的探究

消化道壁内来自神经嵴的神经节细胞和来自盆丛的副交感神经纤维,在胚胎发育过程中应该相辅相成,如果神经节细胞缺如,必定导致副交感神经纤维在肠壁肌间大量增生,病变肠管痉挛狭窄,导致先天性巨结肠症。神经嵴的神经母细胞发育形成消化道壁内神经丛,胚胎第 5 周开始沿迷走神经干由头侧向尾侧迁移,第 12 周至直肠,但未达内括约肌。在胚胎发育后期,神经母细胞作为神经元,逐渐发育为神经节细胞。如果某种原因导致神经母细胞移行时发育停顿,即可造成肠壁无神经节细胞症。发生的时间越早,病变的部位越接近头侧,病变范围越长,所以直肠、乙状结肠受累的机会最多。神经母细胞由肌层向黏膜下发展,在纵肌与环肌形成肌间神经丛,即 Auerbach 神经丛;神经母细胞继续穿过环行肌后,在黏膜下层形成深层神经丛,即 Henley 神经丛;神经母细胞再向黏膜浅层移行,在黏膜下层形成浅层神经丛,即 Meissner 神经丛。临床上全层活检主要检查肌间神经丛,而吸引活检主要检查黏膜下浅神经丛,即 Meissner 神经丛。

导致消化道壁内神经节细胞发育障碍的原因,目前尚未确定,但普遍认为可能与以下因素有关:

1.缺血、缺氧

临床与动物实验均已证实,神经系统对缺氧最为敏感,一经破坏就不能再生。脑细胞缺氧 3～5min,肠壁神经缺氧 1～4h,病理改变都将不可逆转。患儿母亲在妊娠期腹痛、外伤、精神创伤、用药等因素都可引起肠管痉挛导致肠壁供血不良。

2.感染

文献报道,出生婴儿胎粪性肠梗阻,可以导致后天性神经节细胞缺如,出现巨结肠症。感染枯西氏锥体鞭毛虫,其产生的毒素可引起消化道神经节细胞萎缩变性,导致结肠扩张,严重者食管和小肠也扩张。

3.家族遗传

有关 HD 的家族性研究逐渐增多,有家族史者占 1.5%～7%。在家族病例中,同胞发生率,男性为 2.6%,女性为 7.2%,分别为正常群体的 130 倍和 360 倍。有人报告家族病例中长段型明显增多,高于正常 5 倍;后发病者比前发病者严重。在双生子女中,一卵双生多为同时发病,双卵双生则异时发病。

目前认为本病是多基因遗传,遗传度为 80%。其中位于第 10 号染色体的 RET 基因,表现为常染色体显性遗传;位于第 13 号染色体的内皮素-B 基因(EDNRB)表现为常染色体隐性遗传;另一基因位于 20 号染色体的内皮素 3 基因(EDN3)。在 50% 家族性 HD 和 10%～20%

的单发性 HD 病例中,可检测到 RET 基因突变。短段型 HD 病变肠管仅限于直肠,是常染色体隐性遗传为主的多因素遗传模式;普通型 HD 病变累及直肠及乙状结肠,是多因素常染色体隐性遗传伴较低的外显率;长段型病变累及直肠、乙状结肠和结肠脾区,甚至全结肠,其特点是常染色体显性遗传伴不完全外显率。在动物实验中,采取基因敲除的方法,可复制相应的先天性巨结肠模型。还有其他类型先天性巨结肠症,基因表达异常尚未被检测出来。

二、临床诊断要点

(一)分型

根据病变范围对先天性巨结肠症进行分型,有利于手术方法的选择,可对手术效果进行预判。

1.超短段型

病变局限于直肠远端,新生儿期狭窄段在耻尾线以下,内括约肌呈失弛缓状态。

2.短段型

病变位于直肠远、中段,相当于第 2 骶椎以下,距肛门不超过 6.5cm。

3.常见型

自肛门起始向上延至第 1 骶椎以上均为无神经节细胞区,距肛门约 9cm,病变位于直肠近端或直肠、乙状结肠交界处,甚至达乙状结肠远段。

4.长段型

病变延至乙状结肠或降结肠。

5.全结肠型

病变累及全结肠及末端回肠,距回盲瓣 30cm 以内。

6.全肠型

病变累及全部结肠及回肠,距回盲瓣 30cm 以上,甚至累及十二指肠。

上述各型中,常见型占 75% 左右,其次是短段型,全结肠型约占 3%～5%。

(二)临床症状

根据临床症状出现的年龄不同,可分为小儿先天性巨结肠症和成人先天性巨结肠症。

1.小儿先天性巨结肠症

胎粪排出延迟,腹胀反复发作,肠梗阻逐渐加重。

(1)胎便排出延迟:94%～98% 的 HD 患儿,出生后 24h 内不能排出黑色胎便。

(2)腹胀:由于病变肠管痉挛狭窄,粪便无法通过,滞留于肠腔,HD 患儿约 87% 反复出现腹胀。

(3)呕吐:早期 HD 患儿呕吐不多见,如果治疗不及时,肠梗阻症状加重,也可出现呕吐,甚至吐出物有胆汁或粪液。

(4)并发症:20% 以上 HD 患儿并发肠炎,可以出现腹泻、腹胀、发热、呕吐等。如不及时治疗,可发展为败血症、肠坏死和肠穿孔。3.4%～6.4% 的肠炎可发生穿孔,死亡率超过 30%。病史较长的患儿,可出现全身营养发育不良,消瘦、贫血、低蛋白血症和免疫功能低下等。

2.成人先天性巨结肠症

短段型或常见型中狭窄段较短的 HD 患儿,随年龄增大成为 AHD。患者自幼间断出现排便困难和轻度腹胀,口服泻药和灌肠辅助排便,腹胀可缓解,未及时行根治性手术。随年龄增长,排便困难和腹胀呈进行性加重。多数患者以肠梗阻为首发症状,容易漏诊和误诊。常伴贫血、消瘦等营养不良表现,追问胎粪排出时间,有助于本病的诊断。

3.先天性巨结肠症合并畸形

发生率20%～30%,若对先天性巨结肠患者常规全面检查,合并畸形的发病率会更高,应充分重视先天性巨结肠合并畸形的诊断和治疗。主要合并畸形有脑积水、先天愚型、唇裂、甲状腺机能低下、肺动脉狭窄、肾盂积水、肠旋转不良、内疝、直肠肛门闭锁、隐睾、马蹄足等。中枢神经畸形发生率最高,其次为心血管系统、泌尿系统和消化系统。中枢神经系统畸形多见的原因,可能与神经细胞对有害因素耐受力低有关。Down氏综合征是先天性巨结肠合并先天愚型,21号染色体为三倍体,发生率约9%。还有Waardenburg-Shah综合征,Mowat-Wilson综合征,Goldberg-Shpritzen巨结肠综合征和先天性中央肺换气不足综合征。

4.先天性巨结肠症并发小肠结肠炎

小肠结肠炎是HD最严重的并发症,发病率高达约30%。病因复杂,病情发展凶险迅猛,出现中毒性休克,高烧、精神萎靡、衰竭甚至死亡。小肠结肠炎的诊断目前多依据临床表现,早期很难与一般肠炎鉴别。HD并发小肠结肠炎常有以下症状:①食欲减退或呕吐,水样便伴腥臭。②腹胀突然加剧,严重者可出现腹壁静脉曲张。③体温升高至38～40℃,同时白细胞升高。④直肠指诊有大量气液排出。⑤立位腹平片显示小肠结肠广泛胀气,可见气液平面,肠黏膜粗糙呈锯齿状。

(三)确诊先天性巨结肠症的"四联"检查方法

1.直肠指诊

新生儿出现胎便排出延迟,应高度怀疑患有先天性巨结肠症,直肠指检至关重要。可以发现直肠肛门畸形、狭窄部位和长度,了解内括约肌功能和直肠壶腹部是否空虚。由于手指扩张肛门,拔出后常有大量粪便和气体呈"爆炸样"排出,腹胀立即缓解。出现这种情况有助于巨结肠症的诊断。

2.腹部X线检查

为确诊HD提供非常有价值的客观依据。

(1)立位腹平片:显示低位肠梗阻,狭窄以上肠腔扩张,结肠袋消失,积气和积粪,狭窄以下不显影。单凭立位腹平片确诊比较困难,必须结合病史及其他检查。

(2)钡剂灌肠:钡剂灌肠是诊断HD最有价值的方法,应作为首选。病变肠壁无张力,僵直呈筒状,无正常蠕动,黏膜光滑,病变狭窄段最常见于乙状结肠;狭窄段近端肠管逐渐扩张呈漏斗状或突然扩张,是X线诊断的可靠征象;狭窄段远端不规则收缩波和粪钡相混征出现,亦有诊断价值。如果显示典型的痉挛狭窄段、移行段和扩张段,X线可明确诊断,准确率约80%。短段型狭窄段距齿状线仅数厘米,很难显示,仅见直肠明显扩张,最容易漏诊;但还应与先天性巨结肠同源病(HAD)钡剂灌肠影像鉴别诊断,HAD最有价值的征象是仅有直肠明显扩张而无狭窄肠段。病变狭窄段在脾曲以上,钡剂不能充盈到病变部位,也很容易漏诊。钡剂灌肠应注意以下事项:①检查前不应洗肠,尤其对新生儿,以免肠内容物排出,导致扩张肠段消失而影响诊断。②用细尿管灌注钡剂,粗肛管可能扩张狭窄段,影响狭窄与扩张肠腔直径的对比;尿管不可插入过深,避免钡剂注入病变肠段以上,而未能显影。③将稀钡剂低压缓慢灌注,狭窄和扩张段出现时立即拍片;侧位像可准确了解狭窄长度和距肛门距离。

(3)24h钡剂滞留检查:钡剂灌肠不能确诊,24h后应透视进行钡剂滞留检查,钡剂滞留有诊断价值。钡剂在某一肠段滞留24h以上,显示逆蠕动,扩张等征象,表明该肠段远端有可疑病灶。但是HAD钡剂滞留时间长于HD,应注意鉴别诊断。钡剂灌肠及24h钡剂滞留检查仍不能确诊,可口服钡剂动态观察,了解钡剂在全消化道运行和排出情况,多可确诊。

3.病理检查

(1)大体病理

①痉挛狭窄段:为无神经节细胞的病变肠段,一般位于距肛门7~10cm,肠壁灰白,狭窄。

②扩张段:位于病变肠段之上,常累及乙状结肠,也可达横结肠,甚至累及全结肠。肠腔扩大为正常的1~2倍,甚至数倍,肠腔内积存大量粪便或坚硬的粪石,细菌分解发酵产生大量气体,加重肠腔膨胀。黏膜常呈慢性炎症,伴水肿、小溃疡。肠壁增厚变硬如皮革样,结肠袋消失。肠系膜增厚变短,血管和淋巴管扩张。

③移行段:痉挛段与扩张段之间呈漏斗状,长数厘米甚至更长,两端肠腔直径差异很大。

(2)组织学病理:包括苏木素-伊红(HE)染色、乙酰胆碱酯酶(AchE)染色、免疫组化染色。

①活检标本HE染色未发现肠神经节细胞,即可确诊先天性巨结肠症,正确率达99%。

②正常肠黏膜AchE染色呈阴性,HD病变狭窄段呈阳性,新生儿正确率95%~100%,对HD诊断具有重要价值,但受取材标本淋巴滤泡比例的影响,易出现假阴性。

③目前免疫组化染色是较好的诊断方法,简便、快捷、准确。标志物主要分蛋白、蛋白酶和神经因子三大类,目前常用的有钙结合蛋白(S100)、神经元特异性烯醇化酶(NSE)、蛋白基因产物9.5(PGP9.5)、钙视网膜蛋白和天冬氨酸蛋白酶(CAD)。

④获取标本的途径:a.直肠黏膜吸引活检,用特制吸取器,在齿线以上2~6cm处吸取黏膜及黏膜下组织,直径4mm,厚1mm,必须保证黏膜下层Meissner神经丛的存在。本方法安全可靠、简便易行,但新生儿肠壁较薄,易导致出血、穿孔、感染甚至死亡等并发症,应慎用。b.直肠全层活检,如果取材够大,病变部位正确,病理医师经验丰富,是术前确诊HD的金标准,准确率达98%。局麻后经肛门于齿线2cm以上,在直肠后壁切取全层直肠壁,确认无神经节细胞,即可诊断为先天性巨结肠症。小儿肛管细小,齿线以上2cm为神经节细胞正常缺失区,所以应在其以上切取肠壁。术中术后可能出血较多或肠穿孔;取材表浅,很难明确判断,亦可造成误诊。新生儿神经节细胞发育尚不成熟,更容易误诊,所以国内临床很少应用;但是美国学者认为诊断HD,特别是不典型病例,必须采用本方法。c.术中快速冷冻,手术医师取材部位、冰冻切片制作水平及病理医师的经验,决定冰冻切片诊断的准确性,所以文献报道冷冻切片的可靠性有所不同。冷冻切片肠壁无神经节细胞或神经干肥大,即能诊断先天性巨结肠;同时也可判定切除肠管的部位。快速AchE染色方法,结果仅需6min。④术后切除标本,石蜡片病理报告是确诊的重要依据。

4.肛管直肠测压检查

安全无创伤,可反复检查,用于随访。

(1)直肠肛管抑制反射消失:直肠内的压力刺激可引起直肠内括约肌共同的协调运动,直肠产生充盈感和肛管内括约肌松弛,同时肛管外括约肌收缩。这种反射现象称为直肠肛管抑制反射(RAIR)。现已基本确认 RAIR 是一种由肠壁内肌间固有神经传递和调节的局部反射,高级脊髓中枢也可能参与调节。短型和超短型 HD 和 AHD 患者,病变的直肠和内括约肌无神经节细胞,所以 RAIR 消失。RAIR 消失是诊断 HD 和 AHD 特异性很高的诊断指标,确诊率达 97%,特别对短型和超短型 HD 和 AHD,由于病变位置较低,病理活检常不能准确取材,所以 RAIR 消失是诊断和鉴别诊断的重要依据。

(2)其他异常表现:①直肠蠕动波消失。②直肠顺应性降低。③散发性收缩,HD 和 AHD 患者 70%~80% 有散发性收缩,正常人群和便秘均不出现,可作为诊断 HD 和 AHD 的重要指标。

(3)足月儿均存在 RAIR,早产儿出生后 12d 至 4 周才能出现 RAIR,所以新生儿早期未出现 RAIR,不能简单地诊断为 HD,应多次复查,并结合其他检查。

(4)HD 手术后发现的问题:①术后 RAIR 重现与手术方式有关。术后控便和排便功能良好的患者,RAIR 的重现率较高,这对阐明 RAIR 的产生和调节机制有重要意义,目前两者的相关性不肯定,应该关注。②术后肛管压力的变化,对评价手术效果有一定价值。术后出现的持续性便秘甚至肠梗阻,应测定肛周肌群。

三、先天性巨结肠根治性手术要点及疗效评估

先天性巨结肠手术的基本原则是充分切除无神经节细胞的病变肠段和移行段,这是手术成功的关键。主要的根治手术有 Duhamel 手术、Soave 手术、Rehbein 手术、Swenson 手术和王果手术。Swenson 手术为 HD 根治术的首创手术,其他手术均在此基础上加以改良,这五种术式的区别在于狭窄段和扩张段处理的方法不同;消化道重建时吻合的方法也不同。Duhamel 手术和王果手术是目前根治 HD 最常用的术式;Soave 手术、Rehbein 手术和 Swenson 手术多用于 AHD 根治。这五种术式开腹手术都应行左下腹经腹直肌切口,上端超过脐部 3cm,下端达耻骨上缘,保证结肠脾曲的顺利分离。术中应仔细探查狭窄段、移行段和扩张段,如果肉眼判断有困难,术中应行冰冻切片,明确切除范围;必须分离乙状结肠、降结肠和结肠脾曲,保证肠管无张吻合;除 Soave 手术外,其他术式要于骶前间隙分离直肠后壁至肛周皮下,以便结肠与直肠肛管吻合。吻合器的应用使结直肠超低位吻合成为可能;腹腔镜的应用,减少了手术的创伤。

(一)结肠切除直肠后结肠拖出术(Duhamel 手术)

用线型切割吻合器切除扩张的结肠,保证近端肠管封闭,拉出时减少盆腔污染。于骶前间隙分离直肠后壁至肛周皮下,在耻骨平面切断直肠。经肛门在齿状线平面将肛管后壁切开,分离至盆腔,将断端封闭的近端结肠拉出。用两把血管钳将拖出的结肠前壁与直肠后壁纵行吻合。目前吻合的方法有三种:①传统的方法是用肠钳夹闭 7~10d,自行脱落。②经肛门使用线型切割吻合器,使用受限,容易导致吻合口瘘。③经肛门使用内镜切割吻合器,使用方便放入肠腔,可提高吻合质量。两肠管纵行切开吻合,前壁为无神经节细胞的直肠,后壁为蠕动正常的结肠。本术式优点是保留了直肠前壁的压力感觉功能,减小了盆腔分离范围;缺点是遗留盲袋和闸门,切除部分内括约肌可能导致肛门失禁。

（二）直肠黏膜剥除鞘内结肠拖出术（Soave 手术）

在腹腔将 0.5％普鲁卡因和肾上腺素液于近段直肠浆膜纵行注入黏膜下层，切开浆肌层游离黏膜至齿状线，经肛门于齿状线环形切断黏膜层。将黏膜套及扩张结肠拉出肛门并切除，直肠肌鞘后壁纵切，防止术后狭窄，经腹将其固定于结肠上。经肛门行结肠肛管吻合或拖出。此术式优点是不需要游离直肠，对盆腔神经损伤少；结肠经直肠肌鞘拖出，不易发生吻合口瘘。其缺点是保留了无神经节细胞的肠管肌层，导致远端结肠双层肠壁，可出现内括约肌痉挛症候群；如果直肠黏膜残留于夹层内生长，分泌黏液可引起肌间脓肿。肌间隙放置引流管可避免发生肌间脓肿，自引流管打入过氧化氢溶液可以使残留的直肠黏膜失去分泌功能。

（三）结肠切除结肠直肠吻合术（Rehbein 手术）

于骶前间隙分离直肠后壁至肛周皮下，经肛门距齿线 3～5cm 切断直肠，拖出扩张结肠并切除。将 270 肛门镜放入肛门，进行低位结肠直肠吻合，放置肛管排气，其上端要超过吻合口 5～8cm。此术式保留内括约肌，无肛门失禁，但残留了无神经节细胞肠段，相当于短段型 HD，复发的可能性很大。

（四）直肠结肠切除结肠肛管吻合术（Swenson 手术）

经腹切除巨结肠。于骶前间隙分离直肠后壁至肛周皮下，经肛门用长钳夹住直肠将其外翻拖出，在齿状线处作一横切口，经此切口插入长钳夹住结肠残断，拖出肛门行结肠肛管吻合，边切直肠边全层缝合一周，以防结肠回缩。此术式优点是减少复发，因为几乎将内括约肌全部切除；其缺点是术后出现肛门失禁和粪污，在齿状线处吻合常形成环形狭窄。

（五）结肠直肠肛管心型吻合术（王果手术）

放入橄榄头扩张器至扩张段，将结肠和橄榄头结扎在一起。结肠套叠于直肠内拖出肛门，在结扎线处切断直肠，将扩张的结肠拖出，慎防肠管扭转。纵向切开直肠后壁至齿线呈"V"形。首先在"V"形尖端肛管与结肠浆肌层缝两针牵引线，同法在 3、9、12 点各缝一针作为牵引线，应特别注意"V"形尖端牵引线距齿状线 1cm，12 点牵引线距齿状线约 3cm。切除多余的直肠和结肠，全层间断吻合肠壁一周，必须看准齿状线再缝合，前壁距齿状线约 3cm，后壁距齿状线约 1cm，吻合线不在同一平面呈鸡心形，避免发生环形狭窄和内括约肌痉挛。检查吻合口无漏缝或出血，推入肛门，放置肛管排气，其上端要超过吻合口 5～8cm。王果手术避免了其他几种术式的缺点，可谓完美的 HD 根治手术，应该推广。

四、手术并发症的防治及处理

（一）吻合口瘘

吻合口瘘发生率为 3.4％～13.3％，是根治术早期最严重的并发症，可以导致腹膜炎、盆腔脓肿、感染性休克，甚至危及生命。出现吻合口瘘的原因及预防措施：①结肠末端血供不良，术后肠壁缺血坏死，吻合口不能愈合可导致吻合口瘘。因此在决定下拖肠管前必须确认末端肠管血供良好，下拖过程中系膜不可旋转扭曲或牵拉过紧，以免损伤血管。吻合时一旦出现肠管血供不良必须切除，至血供良好处方可吻合。②肠管吻合后应常规做充气试验，及时发现吻合不严密的部位，加针缝合，直至充气试验阴性。③要剥除吻合肠壁间的其他组织，否则组织液化可导致吻合口愈合不良。④行 Duhamel 手术，夹钳脱落过早，直肠结肠尚未粘连牢固，吻合口裂开，用线型切割吻合器进行吻合可避免；⑤吻合口近端肠管回缩导致吻合口裂开，所以术中近端肠管必须充分游离松解,必要时要游离结肠脾曲,使其与远端肠管无张力吻合。

(二)盆腔感染

HD患者术前长期排便困难,肠腔扩张粪便堆积,出现消瘦、贫血、低蛋白血症等营养不良的表现,全身抵抗力较差,一旦有细菌污染极易感染。HD患者术前肠道长期有粪便堆积,甚至形成粪石,所以术前肠道准备十分困难,术中肠吻合时需要肠腔灌洗,难免粪便外溢污染腹腔和切口,容易感染。可将积粪挤入要切除的肠段内,两端肠管用线型切割吻合器切断封闭,将积粪和肠段一并取出,减少污染机会。

吻合口瘘是导致盆腔感染的最常见的原因,一旦出现应及时盆腔引流,肛管减压;同时禁食输液肠外营养和抗生素治疗。盆腔感染不能得到控制,应尽早行末段回肠双腔造口手术,否则感染发展危及生命。反复盆腔感染,可导致肛门功能障碍。这些措施可以减少盆腔感染的发生:①尽可能避免吻合口瘘;②术中用直线切割吻合器切除肠管,使肠管残端封闭减少腹腔污染;③经会阴部在骶前放置负压引流管引流积液,比经腹腔引流更及时充分;④一般术后正常排便2~3次,确认无粪性引流液,指诊检查吻合口完整光滑,再拔除骶前引流管,预防亚临床瘘形成。

(三)出血

这是最严重的术后并发症。术后腹腔或盆腔引流管快速引出大量鲜血,同时患者出现失血性休克的临床表现,考虑血管活动性出血,应尽早再次手术探查,必须有效止血,避免因出血性休克而死亡。重要血管必须用缝线或血管夹有效结扎2~3道;目前有多种能量平台具有凝血功能,术后血压升高可使血栓脱落导致出血,手术结束前适当升高血压,可以及时发现活动性出血;分离直肠后壁必须在骶前间隙进行,减少渗血;关腹前必须检查所有手术创面,及时发现出血并有效止血。吻合口出血可以通过电子结肠镜夹闭出血点,低位吻合口出血可以肛门填塞纱布压迫止血,也可以缝合止血。

(四)肛门功能障碍

1.吻合口狭窄

吻合口狭窄比较多见,早期约10.5%~23.8%,晚期仍有10%左右,排便困难是主要临床表现。主要原因有:①肠管端端环型吻合,瘢痕挛缩可导致环形狭窄,王果手术的心型吻合扩大了吻合口直径,可以防止吻合口狭窄;②吻合口组织缺血、坏死、纤维化,也可导致吻合口狭窄,所以必须保证吻合肠管供血良好;③吻合口回缩裂开后再愈合,吻合口周围可形成瘢痕,必须早期坚持扩肛,或吻合口较高可放置支架;④结肠由直肠鞘内拖出,远端肠管为双层肠壁,收缩时容易狭窄,将直肠鞘上部切开,术后坚持较长时间扩肛,可以避免发生;⑤盆腔感染直肠周围形成大量瘢痕,不仅吻合口严重狭窄,也可以导致肠管狭窄,一旦发生只有早期坚持扩肛,肠腔内放支架。

2.肛门失禁

HD根治手术后早期发生肛门失禁粪污的患者高达30%~40%,半年至一年好转痊愈;晚期仍有污粪者约20%,失禁约10%。白天排稀便常有少量粪便污染内裤;夜晚熟睡有粪水溢出污染被褥。轻者偶有发生,重者每晚出现。切除1/2或更多内括约肌容易发生失禁粪污,而保留过多又可出现内括约肌痉挛便秘复发。切除多少为恰当,国内外临床医师都难以掌握。

王果手术改用直肠肛管背侧纵切和心形吻合术,既保留了括约肌全部功能,又彻底解除了内括约肌痉挛,有效防止了肛门功能障碍的发生。

3.盲袋和闸门症状

Duhamel手术特有的并发症,发生率6%~17.5%。直肠结肠间隔钳夹过低,隔前直肠形成盲袋,隔本身下垂形成闸门,肛门收缩时粪便向前进入盲袋,久而久之盲袋内形成大粪石。向前压迫膀胱,导致尿频尿急;向后压迫结肠引起梗阻;闸门下垂使括约肌不能收紧关闭肛门,导致污粪。需要重新切开直肠结肠间隔,保持排便通畅。

(五)输尿管损伤

输尿管损伤是比较严重的术后并发症,主要原因是术中输尿管解剖不清晰;HD患者可能合并有输尿管畸形,解剖部位变异,所以在分离直肠侧壁时容易撕裂、剪断甚至结扎。术中仔细探查并清晰解剖输尿管,用细尿管牵引可避免损伤;术中静脉注射亚甲蓝,有助于及时发现输尿管损伤。术中及时发现输尿管损伤后应立即修补或端端吻合,放置支架,术后行静脉肾盂造影无异常可拔除。输尿管损伤术中未被及时发现,术后可出现尿腹或腹腔尿液性囊肿,应及时行静脉肾盂造影,确诊损伤部位,并在B超指引下穿刺引流,将引流管放置损伤部位,充分引流尿液,行膀胱镜检查,尽可能将输尿管插管经损伤处插入肾盂内,可以避免再手术,这些工作最好在杂交手术室内一次完成。术后早期患者出现肾区疼痛,应及时行腹部B超检查,发现肾积水应及时行肾盂造口,防止肾萎缩和肾衰竭。

(六)术后肠梗阻

根治术后9.6%~12.7%发生肠梗阻。因为HD根治术腹膜创面较大,导致术后肠梗阻的主要原因是肠粘连,组织分离后完全腹膜化是预防粘连性肠梗阻的最好方法。肠系膜根部腹膜缺损应仔细缝合,以防内疝形成,避免出现绞窄性肠梗阻。整理肠管时勿使肠系膜旋转扭曲,避免出现缺血坏死性肠梗阻。粘连性肠梗阻一般经过常规非手术治疗多数患者可以缓解,极少需要剖腹探查。绞窄性和缺血坏死性肠梗阻需要及时剖腹探查,不要错过最佳手术时机。

(七)骶前神经丛损伤

分离骶前间隙易损伤骶前神经丛,造成术后膀胱收缩无力尿潴留,性功能障碍等。开腹手术时拉钩应轻柔,避免对盆壁的挤压,减少骶前神经丛神经分支损伤。贴近肠壁分离可以减少神经损伤,但出血较多,应两者兼顾。一旦发生尿潴留,应及时导尿定时开放导尿管,术后3~5d多数患者可恢复自行排尿。预防的有效方法是精细外科和微创外科的实施。

(八)便秘复发

HD根治术后约有10%的患者便秘复发。

1.狭窄和扩张

肠段切除不完全HD的病因是病变的狭窄肠段缺乏神经节细胞,丧失蠕动功能,导致肠梗阻,近端肠管继发扩张。病程越久扩张的肠管越长,其肠壁神经节细胞继发出现空泡病变,丧失正常功能,加重肠梗阻症状。所以必须将狭窄段和扩张段的肠管一并完全切除,确保吻合的肠管功能正常,才可预防术后便秘复发。术中冰冻病理检查有助于正常功能肠管的判定。

2.肠壁缺血

个别病例术中冰冻病理检查肠管正常,但术后症状仍有复发,再次活检时发现神经节细胞缺乏或消失,其原因可能与术中血管损伤导致肠壁缺血有关,所以术中必须注重精细外科操作,避免副损伤。

3.术前误诊

先天性巨结肠类源性疾病包括神经节细胞减少症,神经节细胞未成熟症,神经节细胞发育不良症,肠神经元发育异常,其临床症状酷似先天性巨结肠症,术前很难鉴别诊断,经常以先天性巨结肠症而手术。术后复发再次核查病理切片才认识到误诊,需要再次手术切除全部病变肠管,预后不佳。

4.合并神经系统畸形

先天性巨结肠多合并先天愚型、神经性耳聋等神经系统畸形,术后易出现便秘复发,应慎重选择手术。

（九）术后小肠结肠炎

HD 根治术后发生小肠结肠炎占 10%～18%,术前已患小肠结肠炎者术后更易发生,原因不明,有学者们认为与肠梗阻相关,细菌过度繁殖和全身免疫力降低,导致肠黏膜细菌屏障损伤,细菌移位出现感染性休克。造成 HD 根治术后肠梗阻的主要原因有狭窄痉挛的病变肠段切除不完全和吻合口狭窄,术后经肛门放置肛管排气,可以降低小肠结肠炎的发生率。

小肠结肠炎病情凶猛,发展迅速,死亡率较高,应及时诊治。抗生素治疗要覆盖有氧菌和厌氧菌;早期肠外营养,使肠道休息;提高全身免疫力;控制血糖 $8\sim10mol/L$。

必须早期发现术后并发症,及时处理;尽可能通过非手术治疗,但是需要通过再手术解决的,必须对前次手术进行认真的反思,缜密制定再手术方案,果断进行;再手术必须由经验丰富、技术熟练的医师施行,力求成功,尽可能杜绝再次出现并发症。

由于研究手段的不断更新,HD 的诊治水平也有很大进步,但是未来仍有许多难题需要探究。①病因不清,基因和环境因素的相互作用的条件和方式还知之甚少,如果这些问题能够得到明确解答,为预防和早期治疗提供新的途径。②病变肠段的病理生理改变及正常胃肠道生理学还有许多未知的问题需要研究。③如何正确选择手术时机和术式,熟练掌握手术要点,有助于减少术后并发症。④基因敲除和干细胞移植治疗是今后研究的热点,如果获得成功,将开辟治疗的新纪元。

第三节　一穴肛的发病机制和外科治疗现状

一穴肛是小儿肛肠外科的常见病,是先天性肛门直肠畸形(ARMs)的一种。发病率极低,约为 1/50000。近年来,虽然一穴肛的诊断和治疗水平都在提高,但仍有约 30%的患儿术后出现并发症,包括排便障碍、排尿障碍及性功能障碍等,这些都严重影响患者的生活质量,给患儿及其家庭、社会带来沉重的负担。

一、病因

一穴肛是一种由环境因素和遗传因素共同作用的复杂疾病,受多基因调控。众所周知一穴肛是胚胎期后肠发育障碍所致的消化道畸形,尽管国内外很多学者已经应用人类胚胎标本或致畸的动物模型标本对泄殖腔的发育过程进行了研究,但一穴肛的发病机制却尚未清楚,受标本来源的限制,人们对泄殖腔正常的发育过程尚存有争议,如泄殖腔发育过程中尿直肠隔与泄殖腔膜是否融合就备受争议。

胚胎期泄殖腔发育是细胞的定向分化、增生及细胞凋亡共同作用的结果。在胚胎发育的初期,后肠末端逐渐膨大,并与前面的尿囊相互连通,形成泄殖腔。泄殖腔的尾端是被泄殖腔膜所封闭的,泄殖腔膜来源于外胚层的上皮细胞,正是有了泄殖腔膜才使得泄殖腔可以与外界隔离。随着胚胎发育的进展,泄殖腔内中胚层和内侧间质增生形成皱襞,并向尾侧方向延伸,尿直肠隔逐渐形成。泄殖腔被尿直肠隔分为尿生殖窦和原始直肠两个部分,这两个部分通过泄殖腔管相通。尿直肠隔随着胚胎发育逐渐向尾侧延伸直至与泄殖腔膜相互融合,融合后泄殖腔膜被切断分为两个部分,分别称为尿生殖膜和肛膜。在胚胎发育的第五周左右,外胚层逐渐分化,肛凹形成,并向肠管方向加深,直至肛膜破裂,此时起源于外胚层的肛凹与起源于内胚层的直肠相通,肛门发育成形。

但是关于泄殖腔的发育过程也存在不同的观点。Kluth等认为泄殖腔正常发育的过程确实形成了尿直肠隔,但它在下降的过程中并未与泄殖腔膜融合,只是泄殖腔本身的形态发生了变化。也有学者做了同样的实验观察,结果认为泄殖腔是一个中胚层结构,尿生殖膈不断向下生长,尿生殖膈与泄殖腔膜间的距离越来越近,与泄殖腔膜的内胚层上皮和间质成分相互融合,逐渐形成尿道。

Van der Putte等通过动物实验研究泄殖腔的胚胎发育过程,他们通过对猪和人的胚胎研究发现:在泄殖腔分化过程中,泄殖腔背侧连同其间质成分会向背侧方向延伸,而泄殖腔膜会向腹侧延伸,背侧泄殖腔膜逐渐变薄并破裂形成肛门,直肠与外界相通。

胚胎发育初期,后肠末端逐渐膨大,并与前面的尿囊相互连通,形成泄殖腔。尿直肠隔将泄殖腔分为尿生殖窦和原始直肠两个部分。胚胎发育在此期间若受到干扰,导致泄殖腔分化受阻,则会形成尿道、阴道、直肠在会阴部原尿道的位置有共同开口的先天性畸形,称为一穴肛。因为所有胚胎发育均经过这一时期,所以无论何种性别均有可能患此疾病。

在早期胚胎发育中,背侧泄殖腔膜逐渐变薄并破裂形成肛门,使直肠与外界相通。如果胚胎早期的发育过程出现问题,背侧泄殖腔膜的发育受阻,泄殖腔发育出现异常,形态发生改变,肛门未在正常位置开口或是与周围器官形成瘘,胚胎发育异常,胎儿会出现先天直肠肛门畸形。异位的肛门开口位置阻碍了背侧泄殖腔的发育,其缺损的形式和程度决定了所形成肛门直肠畸形的类型。

一穴肛形成复杂,不仅仅是肛门直肠发育存在缺陷,也会连带周围的肌肉包括耻骨直肠肌、肛门外括约肌和内括约肌发生不同程度的畸形。这种发育异常也会引起神经系统发育障碍。肛门直肠畸形虽然可以独立存在,但其常常会合并其他畸形,最常见的是泌尿生殖系统畸形。本病也会作为综合征及其他复杂畸形的一部分出现,合并畸形发生率较高。例如,有的患儿会合并阴道积液,Levitt统计了490例泄殖腔畸形患儿,其中有139例患儿存在阴道积液。

人类疾病或多或少都会受到遗传因素的影响。每个人的遗传基因不同,他们对疾病的遗传易感性也不同。人类基因多态性的研究可以帮助人们更多地了解各种基因及它们的等位基因在不同种族和人群中的分布情况,有助于我们从基因水平去研究各种疾病在不同种族和人群中的发病率和发病机制。遗传流行病学研究表明一穴肛是由多个基因共同参与的疾病,其中可能存在一个或多个主基因,还应有较多微效基因累加,环境因素也会起到很大的作用,包括工作环境等,长期受电离辐射或从事装修类工作的人,其所生胎儿患先天畸形的可能性会明显增加。

一穴肛的发病机制十分复杂,而且常伴发其他畸形,因相关的基因很多,且研究相对表浅,所以一穴肛相关致病基因的定位工作尚未完成,其遗传方式尚不十分清楚。人类对一穴肛致病基因的候选基因的研究还处于起步阶段,至今也未找到有明确意义的相关基因,这可能是由于以下几方面的原因:①一穴肛发育复杂,形态多种多样。一穴肛极少独立发生,常伴有其他种类的畸形,盆腔肌肉神经亦会出现发育异常的情况,且伴发畸形率高。②一穴肛的种类很多,疾病本身的分类方式也很多,且分类比较复杂。③一穴肛不仅可以独立存在,也会作为综合征及其他复杂畸形的一部分出现,合并畸形发生率较高。有学者把肛门直肠畸形分为独立型(单纯型)肛门直肠畸形和综合征型(复杂型)肛门直肠畸形两类,并且推测它们的发病机制及致病基因可能不同。④一穴肛是一种受多基因多因素影响的复杂疾病。⑤一穴肛的遗传方式复杂多样。⑥可供研究的动物和人类标本来源受限。这是一种受多因素影响的,受多个基因调控的复杂畸形,而一穴肛发病机制的研究重点就是找出这些基因,明确其在胚胎发生中的作用,探究其发挥作用的具体机制。目前大多数实验室都应用致畸动物模型研究一穴肛,实验方法一般都采用乙烯硫脲、维 A 酸等建立致畸模型,对其胚胎发育的过程及相关的基因表达情况进行探索。

以往很多学者致力于研究一穴肛的遗传方式,认为一穴肛的发病与遗传相关。他们通过总结家族性肛门直肠畸形病例,对肛门直肠畸形的遗传方式进行研究和推测,但是得出的结论却很不统一。有人认为是常染色体显性遗传病;也有人认为是 X 连锁隐性遗传病;甚至有人认为,由于一穴肛的发生受多基因调控,尤其作为综合征及其他复杂畸形的一部分出现,其遗传方式可能取决于该综合征。所以,就目前研究得出结论来看,一穴肛的遗传方式尚有很大的争议。

在泄殖腔的发育过程中,如果某些与泄殖腔发育有关的基因及其产物出现异常则会导致泄殖腔异常发育,形成直肠肛门畸形。国内外学者发现了一些与一穴肛发生有关候选基因还有一些可能发现致病基因的候选区域:7q36,Xp22,22pter-22q11.2、CDXI、TCF4、WNT5A、HOX、SHH、FGFIO、EPHB2、BMP4、SALL1 等。这些基因可能是一穴肛的致病基因。其中,CDX、HOX 共属一个基因家族,该基因家族是一个高度保守的转录因子家族,在胚胎发育前后轴的形成阶段中起作用,同时在中轴骨、胃肠和泌尿生殖系及外生殖器和肢体的发育中起重要作用。虽然已经发现了一些候选基因,但这些基因是如何调控消化道末端发育,通过怎样的通路也尚未得出结论。

一穴肛有几种分类方式,但最常用的还是 Pena 分型,其分型方式如下:Ⅰ型:典型泄殖腔畸形,尿道、阴道及直肠汇合于泄殖腔管近端,泄殖腔管长 2~3cm,阴道大小正常,外括约肌复合体发育和位置均正常。泄殖腔管开口于正常尿道的部位,会阴体较正常小。Ⅱ型:高位泄殖腔畸形,泄殖腔开口小,会阴短,该型泄殖管管长 3~7cm,阴道极小,拖出成形极为困难,盆腔狭窄,骶骨短,盆底肌及外括约肌发育差。Ⅲ型:为不常见的泄殖腔畸形,直肠开口位置高,开口于阴道后壁的顶部。Ⅳ型:低位泄殖腔畸形泄殖腔管长 0.5～1.5cm,直肠低位阴道瘘合并女性尿道下裂。Ⅴ型:泄殖腔畸形合并阴道积液,泄殖腔管为常见型,阴道大量积液,约 40%一穴肛合并阴道积液,阴道积液易继发泌尿系梗阻和感染。这种类型做阴道成形时取材容易。因患儿尿液从膀胱经较短的近端尿道直接进入扩张的阴道,在阴道引流后可能发生假性尿失禁。Ⅵ型:泄殖腔畸形合并双子宫、双阴道,约占泄殖腔畸形的 60%,有时为完全分离的双子宫双阴道,有时中间有隔,为不完全分离。

其次 Rafensperger 分类法也较为常用,Rafensperger 法将此病分为 9 型,其中第 1 型又分为 4 类。也有人根据泄殖腔的共同管长度将本症分为高位型(＞3cm)、常见型(2～3cm)和短段型(＜2cm),以指导手术入路。

二、诊断

一穴肛的诊断并不十分困难,从临床表现基本可进行诊断,但为了更明确的分型以进行治疗,以下诊断方法也常会用到。

1.内镜检查

内镜有助于一穴肛的诊断及术前评估,膀胱镜可以在直视下了解泌尿生殖系统精细的解剖结构情况并准确测量共同管道的长度从而确定手术术式。内镜下微创手术可以对一穴肛的术后并发症进行预防和治疗,包括术后阴道狭窄、尿道狭窄、阴道积液等,治疗效果也得到了认可。

2.超声检查

对胎儿进行全程产前检查对于及早发现泄殖腔畸形极为重要,超声诊断即为产前诊断的首选方法。超声常表现为下腹壁皮肤层回声的中断、缺损,盆腔内无膀胱显示,并在缺损处可见包块,可合并有脊髓脊膜的膨出及肛门闭锁的超声征象。当出现下列影像学改变时常提示可能存在泄殖腔畸形:①肾脏及泌尿道的畸形病变;②胎儿盆腔发出的囊状结构、双侧肾积水;③结肠和尿道内钙化的胎粪影;④膀胱和尿道根部的膨大;⑤胎儿(22 周)前腹壁发出的条索状组织突出影(象鼻征)。重视胎儿产前检查,提早诊断泄殖腔畸形,采取相应的措施,将有助于降低畸形儿出生率,提高新生儿的生存质量。

3.MRI 检查

MRI 可准确、无创、全面地显示肛门直肠畸形的类型、瘘管存在与否、肛周肌肉的发育状态以及伴发的畸形情况,此技术简单易行,能为临床提供更多的诊断信息,协助治疗方案的确定,提高患儿的存活率及生活质量。

三、治疗

一穴肛多样而复杂的病理改变决定了手术治疗的方式。一穴肛手术重建的目标是达到排尿、排便功能以及实现性功能,最终实现生殖功能。通常选择术式的时候根据共同管道的长度将患者分成两组,共同管道大于 3cm 的为一组,小于 3cm 的为另外一组。

一穴肛的手术治疗术式多种多样,较为经典的是 80 年代中期美国儿科医师 Hendren 的手术方法,但遗憾的是手术时间长达 12h。随后,为了克服这一缺点,Pena 医生用后矢状入路肛门、直肠、阴道、尿道成形术治疗本病。1997 年 Pena 又报告了用泄殖腔整体游离(TUM)的手术方法治疗一穴肛,手术操作较为简单,时间明显缩短。术后尿道口外露,即使出现排尿障碍也易于插入导尿管。

1.后矢状入路肛门会阴尿道成形术(PSARP)

自1982年DeVries等提出后矢状入路肛门直肠成形术(PSARP)以来,由于术中直视下精确解剖,使直肠盲端准确地通过耻骨直肠肌复合体中央,同时还可修复和加强相应肌肉,此术式现已被多数儿外科医生采用,临床疗效显著改善。

手术操作如下:①定位肛穴正中位置:肛穴正中位置的定位通过局部外观判定,通过刺激肛穴皮肤找到肛门括约肌收缩中心。取骶尾部正中矢状纵形切口。切口自尾骨上缘至肛穴正中。切口需超过尾骨,其目的是当直肠末端位置较高时劈开尾骨使直肠游离更充分。切口下方位置达肛穴中心即可,以防牵拉切口时撕开肛穴。②暴露瘘管并修补瘘管:切开皮肤后,纵行切开横纹肌正中及肛门外括约肌。边刺激边切,同时观察肛提肌,肛门括约肌发育及分布情况。当肌层完全分开后,向深层小心分离,找到直肠盲端,分离直肠两侧及瘘管处,因尿道紧贴直肠易损伤尿道,可用手触摸尿道内的尿管来辨认尿道以免伤及尿道。切开直肠后壁,辨认尿道瘘口。将尿道瘘管处黏膜层分离至距尿道2~3mm水平,缝扎关闭瘘管。③游离直肠末端:游离直肠直至达肛穴水平处为止。分离直肠时应紧邻浆肌层,以免损伤骶前神经丛及膀胱周围的神经丛。④固定直肠并形成肛门:先固定直肠前壁,经肛口插入1根肛管,缝合固定直肠后壁。固定直肠时要使肛门括约肌及肛提肌包绕直肠四周,缝合横纹肌复合体时要各层一一对应缝合。缝合尾骨及骶尾部切口皮肤,直肠与肛穴皮肤间断缝合1周,形成肛门。⑤将阴道与尿道分离分别成形,但当共同管道较长时需将阴道后壁从尿道上分离以成形阴道,共同管道作为尿道的一部分成形尿道,同时行代阴道术。

Pena法是治疗中、高位肛门闭锁的有效手术方法。具有很多优点:①可充分进行解剖,暴露肛周肌群,避免发生额外损伤,有助于肛周肌群重建,避免术后肛门发生功能障碍;②充分游离直肠盲端及瘘管,找出肛周肌肉复合体中心位置,从而将游离出的直肠从其中心拖出,可有效预防术后发生大便失禁和污粪情况。

但是此术式因阴道及尿道分离过程较精细,分离时间长,同时术中分离面较大,所以会造成阴道及尿道部位血液循环障碍,术后阴道及尿道狭窄的发病率较高。在一项包含54名研究对象的研究显示,25%的患者出现阴道狭窄,18%出现尿失禁,12%出现尿道阴道瘘,1例输尿管的损伤和1例阴道缺血性坏死。

直肠狭窄和肛门口瘢痕形成多因下拖直肠有张力,使吻合口裂开导致直肠回缩。所以直肠与肛周皮肤的无张力吻合十分重要,术中要将直肠充分游离以保障直肠与肛周的无张力吻合。

2.泄殖腔整体游离术(TUM)

泌尿生殖窦整体移位术避免了尿道与阴道大面积解剖分离,术后阴道及尿道狭窄的发病率较前明显下降,适用于共同管道<3cm的患儿。术中患儿取俯卧位,切口由骶前延伸至共同开口处,依次切开皮肤、皮下组织、括约肌复合体,于正中位置切开共同通道,显露尿道、阴道及直肠的开口,常规分离直肠,将泌尿生殖窦作为整体从周围组织游离,前方需经耻骨后分离至耻骨尿道韧带上方,两侧需完全分离尿道及阴道悬韧带,术中需仔细保留尿道及阴道血供,以显露耻骨后脂肪作为泌尿生殖窦整体游离的标准,待游离完成后自正中将共同管道分成2个

皮瓣,分别成形阴道口及尿道口,遗留的2个皮瓣成形阴唇。

本术式对手术技术要求较高,最好术者已熟练掌握后矢状入路肛门直肠成形术的手术技术并具备多例成功治疗经验。手术操作需遵循以下原则:①应用配备了针状刀头的高质量电刀完成切开、游离等技术操作,减少出血和组织损伤;②使用电刺激器(可用针麻仪代替)辨认相关的排便控制肌群;③用牵引线及自动拉钩显露手术野,避免随意钳夹组织;④泄殖腔整体游离要适度,避免游离位置过高造成局部组织缺血、坏死和可能发生的高位尿道瘘;⑤直肠血运丰富,可充分游离,以避免开腹。松解直肠外纤维鞘后可使直肠延长一倍,如操作得当甚至可以松解盆底腹膜,将很高位的直肠盲端拖至肛门。

术后排尿控制障碍为本症最易出现且难以处理的并发症。应强调游离泄殖腔的正确层次与适当高度。还应注意紧贴肠壁游离直肠,以避免损伤骶前神经。一旦出现排尿控制障碍应先行保守治疗,部分患儿可以恢复,否则提倡终生间歇导尿。

为了减少并发症发生率及手术时间,更加提倡使用泌尿生殖窦整体移位术(TUM)。TUM包括将阴道和尿道从直肠游离下来,从技术上将会使步骤更简单,减少血管损伤的风险。在行TUM的11例患者中,Pena在随访的1~14个月内未发现尿道阴道瘘或阴道闭锁及狭窄。

对于拥有长共同通道的患者(>3cm),需要更高的技术难度,同时需要剖腹及做后矢状切口。而短共同通道的患者只需要经会阴切口。当共同通道长度大于5cm,将其连通到会阴部是不可能的,因此此段共同通路被保留下来作为尿道,阴道被分离。输尿管损伤是很危险的,阴道可以使用Mullerian结构重建,或者使用一段肠管重建阴道。

有研究通过对5所儿童外科医疗机构1985—2009年行手术治疗的42位患儿进行回顾性研究,认为泄殖腔畸形根治成形术推荐年龄为6~12个月,年龄小于6个月患儿术后伤口裂开率较高(42%),而手术年龄较大时不利于排便控制训练。

3.腹腔镜下手术

目前已有应用腹腔镜进行早期治疗的,因其创伤小,术后恢复快,正逐渐被人们接受。

4.组织工程自体移植

作为很多先天疾病的治疗方案,在未来的发展中,组织工程学方法在治疗先天肛门直肠畸形方面也将取得很大的进展,成为一穴肛治疗的新方向。

四、预后

患者的预后及生活质量也非常重要。在儿童期容易影响患儿上学、同伴交往、心理健康等。研究发现,随着肛门直肠畸形患者年龄的增长,虽然其相应功能得到部分改善,但在成人期仍存在许多功能障碍,这会影响其工作与正常生活,生活质量明显低于正常人。Rintala等1994年对83例低位肛门直肠畸形患者,33例中高位肛门直肠畸形患者进行生活质量调查发现,11例(13%)低位肛门直肠畸形患者,10例(30%)中高位肛门直肠畸形患者因便失禁而使性生活受到影响。生活质量内容综合而广泛,包括生理、心理、社会等方面内容,要能够从多维的角度对患者健康状况进行评估。

常见的并发症包括以下几点:①排便功能障碍。排便障碍对患者生活质量的影响是多方面的,长期的,这会严重影响患儿的生理和心理健康。患儿术后良好控制排便的概率为54%

～95％,因此儿科医生应重视肛门直肠畸形的治疗,尤其是首次手术效果。不断提高手术治疗水平,尽量减少排便功能障碍的发生。②尿失禁也是一穴肛患儿术后的常见并发症,有报道显示患儿术后良好控制排尿的概率为 54％～95％。对部分尿失禁的患儿可通过间歇清洁导尿保持清洁干燥,极少数患儿需行尿流改道。③生殖系统异常也是常见的,Versteegh 等统计了1993—2012 年 71 例泄殖腔畸形术后患儿妇科情况,其中 25 例患儿月经正常,其他患儿均有不同程度的妇科问题,如原发性闭经、子宫积血、阴道狭窄等。Warne 等随访了 21 例泄殖腔畸形术后患儿性生活情况,12 例(57％)患儿可过正常的性生活。关于泄殖腔畸形患儿术后生育问题尚无大宗长期随访报道,因此关于泄殖腔畸形患儿的生育问题可能是将来的研究方向之一。

一穴肛的治疗不仅仅限于挽救患儿生命,还应该注意其未来的生活质量。术后并发症会给患儿带来沉重的心理负担,更应重视全面的、综合的康复治疗提高肛门直肠畸形患者远期生活质量。

第四章 肛肠损伤性疾病

第一节 结直肠肛管损伤概述

腹部损伤中,结直肠损伤在和平时期占 10%～22%,战争时期占 11%～38%。36%～85%为穿透伤,如火器伤、刺伤等;钝性伤较为少见,占 3%～40%,主要为交通事故伤等;值得注意的是医源性损伤,占 0.1%～4.5%,见于内镜诊治、手术中及误用灌肠剂等。在结肠伤中,以横结肠伤为最常见,占 36%～44%;盲肠和升结肠损伤占 19%～27%;降结肠和乙状结肠损伤占 19%～31%。直肠由骨盆壁及臀部较多的软组织保护,故损伤机会较少,且单纯性损伤少见。由于早期确定性手术、结肠造口术、抗生素的应用等,近年来单纯结肠创伤病死率已降至 4%～10%,但并发症发生率仍达 15%～50%,包括各种感染并发症、肠瘘、肛门失禁和各种造口并发症等。

一、结直肠肛管损伤致伤机制

与其他脏器损伤一样,结直肠肛管损伤也是由能量损耗导致的人体的物理损伤,原发性解剖损伤和继发性功能紊乱依赖于损伤的部位和能量损耗的多少。一般将结直肠肛管损伤分为穿透伤和钝性伤:①穿透伤主要包括火器伤、冷兵器伤、咬伤和其他刺伤,可导致机体组织的撕裂、断裂、毁损和挫伤等损伤。腹部穿透伤不仅有皮肤完整性的破坏,还存在腹膜破裂,常伴内脏损伤。临床上伤情紧急,可根据伤口及受伤时姿势推测伤道,多需紧急剖腹探查。②钝性伤主要包括交通伤、坠落伤、冲击伤和故意伤害致伤。腹部钝性伤包括全部闭合伤及开放伤中腹膜完整者,强调腹膜腔完整。临床上钝性伤情变化大,致伤范围广泛,多发伤、多部位伤常见,早期诊断困难,常见漏诊或延误诊断的情况,延误治疗可导致严重后果。

(一)结直肠肛管穿透伤致伤机制

穿透人身体的物体可以导致组织的撕裂、断裂、毁损和挫伤等损伤。主要包括火器伤和砍刺伤等。

1.火器致伤机制

火器伤指火药燃烧、炸药爆炸等化学能迅速转变为机械能的过程中,将弹丸、弹片、弹珠等物体向外高速抛射,击中机体所造成的损伤。美国由于枪支管理的不同,枪伤常见,1999 年发生了 18874 例故意和意外枪伤,大约每天死亡 80 人。美国枪伤有关的死亡是所有年龄创伤死亡原因的第二位,占创伤死亡的 19%。对于 15～34 岁的年轻黑人男性,枪伤是死亡的首位原因。

包括由枪弹导致弹丸伤和由炮弹、炸弹、手榴弹等爆炸后的弹片击中人体后引起弹片伤,占现代战伤的 70%～80%。高速小弹片伤指初速＞762m/s、自重＜5g 的破片或钢珠击中人体后所致的损伤。按入口出口情况分类分为:①贯通伤有入口和出口。②非贯通伤仅有入口无出口。③切线伤沿体表切线方向通过,伤道呈沟槽状。④反跳伤,入口和出口为同一点。

根据伤道方向可以将组织损伤分为3个区:①原发伤道区,指枪弹穿过的部位,内有破碎的失活组织、血块等。②挫伤区,指伤道周围组织受挤压而失活的区域,一般宽0.50~1cm。③震荡区,因瞬时空腔效应使伤道周围的组织因牵拉、撕裂与震荡而导致的损伤。

(1)前冲力:指沿弹轴方向前进的力量,可直接穿透、离断和撕裂组织,形成原发伤道或永久伤道,是低速投射物的主要致伤效应。动能大的投射物可造成贯通伤,动能较小的投射物则存留于体内而形成非贯通伤,若投射物沿切线方向擦过体表,则形成切线伤。

(2)侧冲力:指与弹轴方向垂直、向伤道四周扩散的力量,可迫使伤道周围的组织迅速压缩和移位,从而造成组织损伤,是高速投射物的重要致伤机制之一。

(3)压力波:指投射物高速穿入机体时,一部分能量以压力波的形式传递给周围的组织和器官,从而造成损伤。

(4)瞬时空腔:高速投射物穿入组织时,以很大的压力压缩弹道周围的组织,使其迅速位移,形成比原发伤道或投射物直径大几倍至几十倍的空腔,空腔膨胀与收缩在数十毫秒内重复7~8次,使伤道周围的组织广泛损伤。

火器伤的伤情影响因素包括5个方面:①投射物动能是决定机体损伤的先决条件。$E=1/2(m \cdot v^2)$,其中 E 代表动能,单位焦耳;m 代表质量,单位千克(kg);v 为速度,单位米/秒(m·s)。增加投射物的速度就增加其带有的动能。低于 50m/s 的投射物通常仅造成皮肤挫伤,100m/s 的投射物可杀伤人体,高于 200m/s 时可造成各种损伤。速度有初速、碰击速度和剩余速度3个基本概念,初速是指弹头(炮弹、枪弹)离开枪(炮)口瞬间的速度。破片的初速是炮弹(包括手榴弹、地雷、航弹等爆炸性武器)爆炸后,爆炸能量赋予破片的最大速度。其影响因素主要是火药或炸药的性能、装药结构以及投射物本身的质量。碰击速度是投射物碰击目标瞬间的速度。由于空气阻力离开枪膛后就开始减速,初速是决定碰击速度的重要因素,碰击速度越大损伤越重。剩余速度是投射物穿过机体后的瞬间速度。②投射物的速度相同时,质量越大,动能越大,造成的损伤越严重。③投射物在飞行中的稳定性和它穿入机体时的状态是影响损伤效应的重要因素。稳定飞行通过投射物每秒数千转的自旋速度来实现,膛线(来复线)决定自旋的速度。章动角是弹头与弹道切线的夹角,当弹头击中介质后,章动角增大,一方面使弹头翻转,增强了其对组织的切割破坏能力;同时使飞行阻力增大,速度迅速降低,在短时间将大量能量传递给组织,增强了其对组织的破坏能力。④投射物的结构特性包括外形和内部结构,均可显著影响伤情。尖形弹飞行阻力较小,速度衰减慢,射程远,穿透能力强,但在稳定飞行中传递给组织的能量却较少,通常用于步枪和机枪。钝形弹飞行阻力大,速度衰减快,射程近,穿透能力差,但传递组织的能量却较多,多用于手枪。铅心弹强度较低,低速情况下击穿较薄的软组织时,不容易变形和破碎,碰击骨头时也可破碎。高速情况下在侵彻机体过程中极易变形和破碎,把绝大部分能量传递给组织,从而造成严重创伤。钢心弹强度较高,在侵彻机体过程中不易变形和破碎,飞行稳定性也好,因此传递给组织的能量比较少,所造成的损伤也就相对较轻。⑤投射物的致伤效应随着组织密度的增加而增加。组织含水量越多,黏滞性越大,就越容易传递动能,损伤范围越大。弹性大的组织对能量具有缓冲作用,可减轻损伤。

骨组织密度最大,弹性小,损伤最重;皮肤组织密度仅次于骨骼,但皮肤具有极大的弹性和韧性,消耗弹头的能量较多;肌肉组织密度大而均匀,含水量多,投射物击中后易造成广泛而严重的损伤。收缩状态受伤时损伤范围较大,松弛状态受伤时常形成狭窄的裂缝状伤道。肝、肾等组织密度和肌肉相似,但弹性较小,受伤后常出现放射状碎裂;血管组织弹性较大,不易离断,当投射物直接撞击,或遭受瞬时空腔的牵拉超过其弹性限度时,也可发生断裂或内膜损伤;胃、肠、膀胱等组织含有液体和气体,可将能量向远处传播。常见入口不大,但出口巨大,且可造成远隔部位发生多处破裂。

2.砍刺等致伤机制

通常是手动武器(锐器)致伤,包括刀、剪刀、铁钉、竹片、针、冰锥和钢丝等,也见于坠落于竖立的钢筋上等意外事故时。砍伤伤口长而浅,倾向于张开,容易探查伤口的深度。刺伤强调使用刀,是武器被沿长轴刺入受害者身体,皮肤伤口小,深度不可知,由于事发现场受害者和目击证人受情绪影响认识不准确,武器的种类和伤口的大小与伤道的深度和伤道不相关。刺穿指较大的武器进入躯干。刺伤时由于可能伤及大血管和心脏导致较高的死亡率,所以如果致伤物仍在体内,只能在手术室内拔出。刺透伤常常为坠落于刺穿的物体上,或机械、气压动力的工具致伤,也包括低能量非火器投射物,如箭。刺穿的物体可能压迫大血管,故只能在手术室里完全分离伤道直视下取出。

损伤程度和范围视致伤物大小、长短和形态而不同,损伤一般限于伤道及伤道周围组织。砍伤伤口大,易于诊断;刺伤伤口小而深,很小的皮肤损伤也可导致深部的结肠直肠损伤。锐器伤较火器伤而言污染较轻,较少引起严重感染。

3.分娩致伤机制

分娩常导致会阴和阴道裂伤。分娩时由于先露部下降,直接挤压盆底组织,肛提肌向两侧和下方扩展,肌纤维伸长,肌束分离,会阴体变薄,尤其是胎头娩出时,当俯屈不全、胎头较大或胎位不正时,易造成会阴阴道裂伤,严重时可累及肛门括约肌、肛管,甚至直肠。分娩导致肛管损伤的危险因素包括:①第2产程过快。②大头、大体质量、胎位不正。③阴道狭窄、会阴体弹性差。④助产不当,未行会阴切开或切口过小等。

4.直肠性交损伤

直肠性交可造成肛门括约肌松弛,暴力时可引起肛管皮肤、直肠黏膜损伤。

(二)结直肠肛管钝性伤致伤机制

钝性伤主要包括交通伤、坠落伤、冲击伤和故意伤害致伤等。由于有骨盆保护,直肠肛管损伤较少见,除与结肠相同的致伤机制外,直肠肛管损伤还常由撞击或碾压导致骨盆骨折引起的继发性损伤。

1.交通事故致伤机制

交通事故伤是人体与车体的某些部位或道路等结构间相互撞击引起的损伤。道路交通事故的发生受人、车、道路、环境等因素影响。酒精是青少年和成人致命性交通伤的主要因素,包括司机、乘客、行人和骑自行车者,其中摩托车驾驶员醉酒率最高,大卡车最低。交通事故伤类型主要包括机动车撞击、摩托车撞击和步行被机动车撞击等致伤。

(1)轿车等机动车致伤机制:机动车内人员受伤属减速性损伤,即在短距离内快速减速导致的损伤,严重度取决于撞击或坠落减速时的能量传导。机动车撞击伤机制包括 3 个方面:①机动车撞击另外一个物体的原发撞击,如头部加速性损伤、减速性损伤、挤压性损伤等。②由于车内物体或人员间导致的撞击称为继发撞击,如正面撞击时方向盘导致的驾驶员横结肠损伤等。③由于减速引起的机体变形,导致体内固定和非固定部分间位置移动不同而导致的体内结构间的撞击,如肠系膜撕裂伤等。

机动车撞击伤的影响因素中速度是最主要的相关因素。其他包括以下 4 个方面:①车内人员的损伤危险与车辆的大小和重量呈反比。②车内伤者的位置危险性从大到小依次为司机、前排乘员和后排乘员,腹部损伤以驾驶员居多。③安全装置的正确使用,就车内人员而言有无防护,结果大不相同,有防护者伤亡可减少 20%～40%,小儿安全带佩戴后甚至可减少 90% 的伤亡。未使用限制装置的乘客受伤机会增加,没有系安全带的司机和乘客腹部与方向盘、车门内侧、安全带、扶手等撞击,司机、前排乘客腹部伤的发生率达 15%～18%。正确使用安全带等限制装置可有效地减少伤亡,但不恰当的使用则可导致更严重的损伤。腰部安全带应跨过髂前上棘;若不恰当地从腹部跨过时,偶可发生腰椎骨折,或发生结肠等空腔脏器损伤。气囊减速虽然较三点式安全带慢,但在前方撞击时,可减轻肋骨和胸骨骨折,避免头部接触方向盘,但下肢损伤的比例和严重度相对于躯干和头部损伤增加。④撞击方向,前方撞击占机动车撞击伤的 64%,死亡率较侧方撞击低。如翻滚撞击由于力量变化难以估计,在乘坐人员使用安全带时,可能引起严重的头部伤或躯干损伤,未使用安全带的人员可能被抛出车外并被车辆碾压致伤;侧方撞击由于侧方无金属阻挡和空间避让,侧方撞击的死亡率是前方的 2 倍。

(2)摩托车致伤机制:驾驶者或乘坐人员常吸收所有的能量,是最易受伤的人群,损伤远较轿车等车辆的乘员严重,死亡概率是小型机动车内人员的 20 倍。损伤严重程度决定于摩托车的速度和撞击的解剖部位。摩托车乘员少数在骑座上受伤,多数被抛出一定距离后坠落致伤。摩托车驾驶员上半身基本上无防护,很容易受伤。

(3)自行车致伤机制:由于自行车车速较慢,损伤程度较轻。儿童或青少年骑自行车时常见车把导致的腹部钝性伤,包括十二指肠壁内血肿等。

(4)火车致伤机制:均为严重损伤,常见火车撞击抢行的机动车、火车相撞、火车脱轨等致伤。以颅脑伤和肢体离断伤最常见,其次是四肢开放性骨折或闭合性骨折;主要为碾压伤、撞击伤和摔伤,常导致骨盆骨折、结直肠损伤。

(5)行人交通伤致伤机制:行人伤情重,因交通伤致死的行人占交通伤死亡的 14.90%～38.50%。北京地区统计交通伤致死者的比例为机动车:摩托车:自行车:行人=1:1.7:2.34:3.55。一般交通伤中行人死亡概率是小车内人员的 9 倍。机动车撞击后弹起坠地严重损伤机会增加 3～5 倍。儿童和老人常见,儿童常见"撞飞"。

2.坠落致伤机制

致伤机制包括着地时直接撞击引起的直接损伤(以骨折为主)和在撞击后减速力引起的减速损伤(脏器伤为主)。坠落撞击的能量是伤者的体质量×坠落的距离×重力加速度,撞击时动能分散到伤者的骨骼和软组织。影响伤情的因素主要包括坠落高度、地面性质和着地部位。

(1)坠落高度:是损伤的决定因素。落差越大,损伤越重,伤情越复杂。不同坠落高度的损伤发生情况具有一定规律性,小于 3m 的坠落伤以四肢与颅脑伤为主,脊柱、骨盆骨折一般大于 3m 以上,大于 8m 的坠落伤以胸腹内脏损伤为多。随着落差增大,其损伤类型发生改变,多发伤的发生率更高,死亡率增加。

(2)地面性质:撞击时间(伤者多长时间停止)是决定损伤严重度的关键。时间越短的撞击损伤程度越大,而地面性质影响撞击时间的长短。坠落于松软的泥地或雪地时损伤程度较轻,伤情单一;而坠落于坚硬的水泥、石质地面,损伤程度较重,伤情复杂。

(3)着地姿势和部位:对伤情和伤部有重要影响,不同的着地姿势对人体各部位的受力点和受力方向各不相同,由此造成的损伤部位和程度各异。当着地部位失去支撑,继而身体另一部位撞击地面时,或身体在向下坠落时空中存在障碍物遮挡的情况下,常伴有多处伤或多发伤。足部着地引起的连锁性损伤较多,如高空坠落时臀部或双足着地,外力通过脊柱传递到头部引起脑损伤等。头部着地损伤程度最重,死亡率最高。当伤者是水平着地时能量消散较快、损伤较轻。

(4)年龄和体质量:年龄大、以侧身着地是构成胸腹腔内脏器损伤的高危因素。儿童及体质量较轻者损伤较单一,成人及肥胖者则伤情较为复杂。同一高度坠落时,儿童及体质量轻者其减速力和冲击力小,损伤程度比肥胖者及成人轻,死亡率低。儿童重心靠上,坠落时身体重心移向头侧,常为头部最先着地,故颅脑伤多于成人。成人常见足部着地,易引起跟骨骨折、下肢骨折、髋部骨折、骨盆垂直撕裂骨折、脊柱骨折和结直肠损伤等;由于胸廓弹性差,肋骨骨折及胸内脏器损伤常见。

除上述影响伤情的主要因素外,空中障碍物阻挡、着装、气候条件、防护措施、职业培训情况、伤者有效支配撞击力的能力等与损伤类型及损伤程度亦有一定关系。空中障碍物阻挡和衣着松散可缓冲坠落时的下坠速度,使落地时致伤力减弱;障碍物的阻挡碰撞也可导致机体相应部位的损伤,增加多发伤的发生率。雨雪天气影响地面性质,风力影响坠落速度与着地体位。从多级台阶上坠落,可以发生各种损伤,老年人应考虑脊柱骨折。

3.冲击波致伤机制

冲击伤指机体受爆炸冲击波直接或间接作用而发生的损伤。常导致机体多处损伤,体表完整而常见内脏损伤,且伤情发展迅速。原发冲击伤为冲击波所致环境压力的突然改变而使人体致伤,即超压和负压引起的损伤,常累及含气较多的肺、肠道和听器,影响因素包括压力峰值、正压作用时间和压力上升时间。继发冲击伤指某些物体接受冲击波的动能后以投射物的形式使人体致伤,包括冲击波使建筑物倒塌砸伤人体致伤。第三冲击效应指冲击波动压作用下抛掷或移动而使人体致伤。原发冲击伤导致腹部损伤的机制包括以下 4 个方面。

(1)内爆效应:冲击波通过后被压缩的气体极度膨胀,导致周围组织损伤。如含空气的结直肠损伤。

(2)剥落效应:压力波从较致密组织传入较疏散组织时导致的界面处损伤。如结肠黏膜下出血等。

(3)惯性效应:压力波在密度不一的组织中传递速度不同,导致密度不同的组织连接部位的损伤。如肠管与肠系膜连接处的出血等。

(4)血流动力学效应:超压作用于体表后,可压迫胸腹壁发生一系列血流动力学变化,一些微血管因经受不了这样急剧地压力变化而发生损伤。

(三)结直肠肛管医源性损伤致伤机制

医源性损伤指临床进行有创诊疗或手术时发生的损伤。

1.手术损伤

腹部和盆腔手术时损伤结肠较常见。常见的有肾手术时损伤结肠脾曲,胃手术时损伤横结肠,剖宫产、诊刮或人工流产时损伤乙状结肠直肠,甚至有心脏手术等非腹部手术时发生结肠穿孔者的报告。若术中及时发现处理,常可顺利恢复,但若术后出现感染才发现,常导致严重后果,多需分期手术。腹腔镜手术的增加,使手术导致的腹腔内脏器损伤,包括结肠损伤的发生率有所增高,尤其是在学习曲线的初期。肛管直肠手术,包括内痔手术、瘘管切开术、括约肌切开术、肛管直肠狭窄扩张术等可引起肛管损伤。如痔手术时将肛管皮肤切除过多,可导致肛管狭窄,有报道切除肛管皮肤 1/12,肛管周径缩小(0.13 ± 0.04)cm;直肠黏膜脱垂、内痔行硬化剂注射时,药物浓度过大,在同一平面或一点上注射过多,可导致肛管皮肤或括约肌变性、纤维化,引起狭窄等。

2.内镜检查损伤

(1)硬式乙状结肠镜检查:硬式乙状结肠镜检查导致结肠穿孔的发生率为0.02%～0.15%,主要是未循腔进镜,盲目插入损伤。

(2)纤维结肠镜检查:随纤维结肠镜技术的推广,插镜时导致的结肠损伤已明显减少,但仍时有发生,发生率为 0.2%～0.8%,原因主要为肠道准备不充分,盲目插镜,或滑镜用力过大造成穿孔,也有因过去腹腔手术或炎症引起结肠粘连,改变了大肠的正常位置及活动度,如乙状结肠或横结肠因粘连形成内镜难以通过的锐角时易导致穿孔。

(3)经纤维结肠镜治疗:经结肠镜电切腺瘤等息肉,尤其是 2cm 以上的黏膜下肿瘤时,结肠穿孔的发生率明显增加,切除带蒂息肉者为 1.9%,而无蒂息肉达4.9%,此时先在息肉底部的黏膜下层内注入生理盐水等液体,使病变隆凸后再行包括周边正常黏膜在内的息肉切除,所注射的生理盐水形成一个保护垫,可降低息肉切除时肠穿孔的发生率。

3.灌肠损伤

(1)钡灌肠检查:钡灌肠导致结肠穿孔罕见,Herdnd 报告每年约有 7000 次的钡灌肠,5 年中共有 3 例发生穿孔。小儿肠套叠钡灌肠复位时,可因患儿不合作或灌肠压力过高而致肠管破裂,应小心处理。学者曾收治 1 例因盲肠息肉电切后行钡灌肠检查穿孔的患者,提示结肠息肉电切后应慎行钡灌肠检查。有报道发生率达 0.2%～0.4%。

(2)清洁灌肠:无结肠基础疾病,按规程操作是安全的。但有报道患者因便秘、腹痛、腹胀,白细胞 17×10^9/L,计划灌肠后摄腹部平片,用 1000ml 温肥皂水灌肠,灌肠后即出现弥漫性腹膜炎体征,剖腹探查证实为坏疽性阑尾炎、穿孔并弥漫性腹膜炎,最后死亡的报道,应严格遵守急腹症禁忌灌肠的原则。

误用腐蚀性药物灌肠等导致结肠损伤,少见,但后果极为严重。

4.放射性损伤

放射性肠炎是因腹腔、盆腔和腹膜后恶性肿瘤行放射治疗所致的并发症,可累及小肠、结肠和直肠。由于盆腔放射治疗的病例较多,直肠和乙状结肠受损的机会相对较大。

二、结直肠肛管损伤病理类型及严重度评分

（一）结直肠肛管损伤的病理生理特点

1.结肠损伤的病理生理特点包括

①结肠中充满粪便,细菌含量高,每克干粪中含大肠杆菌 $10^6 \sim 10^8$,厌氧菌 $10^{11} \sim 10^{12}$,故结肠损伤后易发生严重感染。George 将粪便污染分为三度:轻度指粪便仅污染损伤局部;中度指较多粪便污染,但局限于腹部的一个象限;重度指大量粪便污染并超过一个象限。②结肠壁薄,血液供应较小肠差,伤口愈合能力较差。③升、降结肠后壁位于腹膜后,损伤后早期症状不明显,易漏诊,而致严重腹膜后感染。④结肠损伤合并伤多,穿透伤多。

2.直肠肛管损伤的病理生理特点具有以下特点

①直肠内粪便成形,细菌含量多,损伤后污染严重;②直肠周围为疏松结缔组织,易发生严重感染并发症;③直肠损伤常伴其他脏器损伤,如骨盆骨折、后尿道断裂等;④直肠肛管损伤发生率低,临床医师多经验不足,易误诊、漏诊。如果诊断和治疗不及时或不恰当,可能发生严重的感染并发症。由于二战以后转流性结肠造口等处理原则的确立,其手术病死率已降至 5.7% $\sim$ 16.7%,但并发症发生率仍达 28.6% $\sim$ 75%,早期并发症主要为直肠肛管周围脓肿、出血、直肠瘘、直肠阴道瘘、直肠尿道瘘等,后期并发症包括肛管直肠狭窄及肛门失禁等。

（二）结直肠肛管损伤的临床分类

1.结肠损伤临床分类

按部位分右半结肠损伤和左半结肠损伤,最常见的损伤部位是横结肠,其次是升结肠和盲肠。按损伤与腹膜的关系分为腹腔内损伤和腹膜外损伤。按照结肠的损伤程度将结肠损伤区分为毁损伤和非毁损伤。

(1)毁损伤:指裂伤超过 50%周径、节段性肠壁缺损或系膜区血管等需行节段性切除者,通常是高能量枪弹损伤所致,偶尔为钝性损伤所致。

(2)非毁损伤:指肠壁挫伤、血肿,或裂伤小于 50%周径者,清创后能一期修补,通常是刺伤等低能量损伤所致。

2.直肠肛管损伤临床分类

按解剖部位直肠和肛管损伤可分为三类:①腹膜内直肠损伤;②腹膜外直肠损伤,指腹膜反折以下、肛提肌以上的直肠损伤;③肛提肌以下的肛管损伤,包括括约肌及其周围皮肤的损伤,常合并会阴部撕裂伤、阴道损伤等。

（三）结直肠肛管损伤的严重度评分

反映创伤严重度的因素包括损伤对生命的威胁、预期的死亡率、能量耗损量及吸收量、是否住院治疗、是否需要重症监护、留院时间、治疗费用、治疗的复杂性、整个治疗周期、暂时和永久的残疾可能、永久的功能障碍和以后的生活质量等。单纯凭临床经验描述创伤的严重度,由于缺乏统一的评价标准,不同国家、不同地区和不同单位间难以相互比较。自 20 世纪 60 年代开始,国外对创伤的严重程度开始用量化表达,以后逐渐普遍推广,由此产生了创伤评分。创伤评分是定量诊断在创伤医学中的应用,是对创伤患者损伤严重程度的量化评估方法,同时也是预测存活可能性、治疗决策、科研对照和救治质量评价的依据,经过半个世纪的不断改进而日趋成熟的一些创伤评分方案逐渐广泛应用于临床和研究中,各种评分方法的共同原则是"多

参数量化"描述伤势并预测伤员结局。

创伤评分一般采用量化和权重处理伤员的解剖和生理指标,经数学计算以显示伤情,大致分为三类:①生理评分,如 CRAMS 评分、创伤计分(TS)、修正创伤计分(RTS)等,生理评分不考虑解剖结构的损伤程度,而以伤后各种重要生理参数的紊乱作为评分依据以评价伤势,伤势越重分值越低,受伤时间、个体差异及治疗干预对分值产生影响,主要用于现场评估与分类拣送;②解剖评分,如简明损伤定级标准(AIS)及其派生的损伤严重度评分(ISS)等,对各组织器官解剖结构的损伤进行评定,损伤越重评分越高,解剖评分只考虑器官组织的伤情而忽略伤后生理紊乱,分值与伤员存活率有一定相关性,主要用于院内评分;③综合评分,结合生理、解剖和年龄因素评估创伤程度,如 TRISS(TRISS)和 ASCOT(ASOT)等。结直肠肛管损伤通常采用解剖学评分方法。

为了对脏器损伤的严重程度加以量化,20 世纪 90 年代初,美国创伤外科学会制订了"器官损伤定级标准"(AAST-OIS)。器官损伤定级(OIS)评估范围几乎全面包括了胸腹各重要器官,也涉及周围血管等损伤。通常器官损伤级别与 AIS 分值一致,但多以 2 分为起点,即Ⅰ、Ⅱ级均为 2 分;也受最高分值限制,即有的器官Ⅴ级损伤仅为 4 分或 3 分。同一器官多处损伤增加一级。OIS 不仅反映了脏器损伤的严重程度和提示预后,更是不同外科治疗手段选择的重要依据。

OIS 是基于个别器官解剖学损伤的分类方法,更侧重对患者的临床关注;而现阶段的 AIS 则过于标准化,且一个分值仅仅反映一种损伤。总体上而言 OIS 和 AIS 的联系越来越密切。

第二节　结直肠肛管损伤伤情评估

结直肠肛管损伤可能仅仅是腹部创伤或多发伤的一个方面,应做到尽早诊断和及时处理。故在诊断过程中必须坚持两个原则:①在评估结直肠肛管损伤前,需先按照创伤处理规范,评估并解决短时间内危及生命的问题;②临床体格检查是结直肠肛管损伤伤情评估最重要的内容。

最后的结直肠肛管损伤诊断通常是在剖腹手术中作出,故考虑结直肠肛管损伤患者需要明确回答两个问题:①有没有腹部损伤? ②是否需要手术?目前比较一致的观点认为,只有患者表现为腹膜炎或血流动力学不稳定时才需急诊手术。如果不存在这 2 种情况,则有更多时间进行进一步的全面检查。

一、严重创伤伤情评估概述

在不影响结局的前提下尽早确诊是严重创伤伤情评估的基本原则。如稳定性骨盆骨折不需紧急处理,可数天后摄片确诊;不稳定性骨盆骨折则需要紧急控制出血和处理伴随的盆腔脏器损伤,应紧急影像学评估处理。标准化、高效率的评估策略是提高多发伤救治时效性的关键,超过 60% 的漏诊是能避免的,可以采取以下 5 种策略。

(一)根据致伤机制评估

详细、全面的了解损伤机制有助于多发伤的伤情评估,如机动车中弹出、同车乘客有死亡、救出时间＞20min、2 楼以上的坠落伤、行人被机动车撞击等都提示严重伤的可能,这些患者血流动力学稳定则应首选多层螺旋 CT 等影像学检查。对于腹部钝性伤应充分考虑到伤情的复杂性,发生前方撞击时,司机腹部抵于方向盘,常导致十二指肠、横结肠和胰腺的损伤;碾压导致的骨盆前后环骨折者应高度怀疑乙状结肠、直肠、膀胱和后尿道等损伤。对于腹部穿透伤应仔细分析伤道的各种可能,男性乳头平面以下的刀刺伤均可能伤及横结肠等腹腔内脏器。

（二）CRASHPLAN 系统评估

由于严重创伤可能从头到脚,查体和辅助检查不可能面面俱到,应有的放矢、重点突出,公认的系统性检诊程序是"CRASHPLAN"。

1.C

指心脏及循环系统,包括检查血压、脉搏、心率。注意有无心脏压塞的 BECK 三联征,即颈静脉怒张、心音遥远、血压下降。

2.R

指胸部及呼吸系统,注意有无呼吸困难、气管偏移、胸部伤口、反常呼吸、皮下气肿及压痛,检查叩诊音和呼吸音,以及胸腔穿刺,必要时应行 X 线、心脏超声和 CT 等检查。

3.A

腹部是多发伤中最易发生漏诊的部位。

(1)症状:实质性脏器损伤根据血流动力学变化、CT 和超声等动态检查,多数能确诊。而肠道损伤仍是全身脏器中最易漏诊、误诊的,尤其是腹膜后结直肠,为避免漏诊肠道损伤,应重视伤后临床症状,如持续高热、肠道梗阻等症状,腹痛、发热等症状常常在肠道蠕动恢复后出现,但进食、排气排便等均不能完全排除肠道损伤,我们曾有 3 例结肠近横断的损伤在伤后仍可进食排便。

(2)体征:应注意伤口位置、腹部膨隆、腹膜刺激征,注意肝浊音区、肝脾肾区叩击痛和肠鸣音情况。腹部钝性伤后颈部皮下气肿可能是结肠系膜缘或腹膜外部分破裂,气体经腹膜后间隙、纵隔到达颈部,对于无颈胸部损伤的患者出现颈部皮下气肿,应考虑腹部腹膜外肠道损伤的可能。应注意腹部创伤后约 40％ 的患者缺乏腹膜炎体征,且如果患者不清醒、中毒和高位脊髓损伤等均可缺乏腹部感觉,对于主观性较强的腹膜刺激征而言,我们提出"多次、多人检查"的原则,提高其客观性;相对而言,引流管流出肠液、粪水样物则容易诊断,我们曾收治 1 例胸部刀刺伤延误诊断脾曲结肠损伤 24d 的病例,在基层医院剖腹术后 3 天就拔出腹腔引流管的教训非常深刻,应强调引流管均应"放过肠道危险期",而不仅仅是没有出血危险。

(3)腹腔穿刺和诊断性腹腔灌洗(DPL):肠道损伤可出现穿刺液淀粉酶升高、为脓性或穿刺抽出气体。虽然随着多层螺旋 CT 的应用诊断性腹腔灌洗已很少应用,但在多发伤,尤其是合并颅脑损伤、其他伤情相对稳定时(如在创伤病房或 ICU 期间),诊断性腹腔灌洗仍是除外肠道损伤的有效方法,使用应注意诊断性腹腔灌洗敏感性高,特异性差,不能作为指导手术的唯一依据。

影像学检查见后述。对腹部而言没有哪一项辅助检查是完美的,对于伤后或手术后积极复苏仍无法稳定血流动力学,或持续发热的严重脓毒血症患者在用肺部等其他部位感染无法解释时,阴性的诊断性腹腔灌洗和腹部 CT 扫描都不应成为阻止外科医师进行剖腹探查术的依据。

4.S

指脊柱,注意有无脊柱畸形、压痛及叩击痛,是否存在四肢感觉障碍、运动障碍,可行 X 线、CT 和 MRI 等检查。

5.H

指头部,注意意识状况,检查有无伤口及血肿、凹陷,注意肢体肌力、肌张力、生理反射和病理反射的情况,检查 12 对颅神经和 GCS 评分,疑颅脑损伤应行头颅 CT 检查。

6.P

指骨盆,检查骨盆,但强调禁忌行挤压、分离试验,以免增加出血量,可行 X 线和 CT 检查。

7.L

指肢体,常规行视、触、动、量检查,必要时 X 线等检查。

8.A

指动脉,主要是外周动脉搏动和损伤情况,可行超声多普勒、CT 血管造影或 DSA 等检查。

9.N

指神经,注意检查四肢和躯干的感觉、运动情况。

(三)影像学检查精确评估

现代影像学的发展为严重创伤救治奠定了坚实的基础,恰当地运用影像学技术能从根本上降低延迟和漏诊的风险,磁共振、CT、放射性核素扫描能将其他检查漏掉的骨折发现率增加 25%。应重视腹部 X 线、B 超和 CT 等辅助检查的应用,胃肠道造影是有效方法,但如果远端通畅,造影可能是阴性结果;另外,怀疑结肠损伤者,禁忌行钡灌肠检查,以免钡剂漏至腹腔无法清除、吸收而增加感染的危险,而应使用可吸收的碘剂造影。

多层螺旋 CT 更是严重创伤伤情评估的革命性进步,能在极短时间内(亚毫米全身扫描 15s)、用单一检查方法(不必再分别行超声检查、普通 X 线摄片)和单一检查体位完成多部位多系统检查。某医院全军战创伤中心一组 284 例多发伤中 247 例行 64 层螺旋 CT 检查,平均费时 8.4min,可显著缩短院内术前时间,尤其在腹部脏器损伤、骨折等诊断方面有显著优势,推荐在生命体征平稳的多发伤患者中普遍使用。多层螺旋 CT 能准确诊断实质性脏器损伤、定量腹腔积液量、血肿和发现活动性出血,并评估腹膜后情况,肠道损伤的 CT 征象包括腔外积气、系膜增厚呈条索状、肠壁增厚和肠道不连续等;缺乏游离液体是除外空腔脏器损伤的可靠标志。

(四)复苏无效时重点评估

创伤复苏是一个有序、全面寻找血流动力学不稳定原因的过程,虽然休克存在几种类型,但多发伤患者的休克通常由出血导致血容量不足所造成。失血的根源可能非常明显,如股动脉撕裂;也可能很隐蔽,如骨盆骨折造成的腹膜后出血。

对于复苏无效的病例,时间就是生命,在全身暴露排除外出血后,复苏、甚至剖腹手术后失血体征无明显改善,患者面色苍白、大汗、心动过速、呼吸加快、脉压缩小、低血压和尿量减少等,静脉补液无反应和不能维持生命体征稳定等都提示有继续失血。内出血最可能发生在几

个体腔中的一个,如胸腔、腹腔、腹膜后。通常应重点检查5个部位损伤:

1.胸部损伤

是否存在延迟性胸腔出血,有无心脏压塞等。可以通过拍摄胸部 X 线平片、CT 检查,或是安放胸腔闭式引流管观察引流情况来判断。一般早期出血超过 1000ml,或者有连续活动性出血应该进行剖胸探查术。

2.腹腔内损伤

腹腔内是最常见的活动性出血部位,用反复、动态床旁腹腔穿刺、诊断性腹腔灌洗、超声检查有助于明确肝、脾及胃肠道等是否存在持续出血。

3.腹膜后损伤

是否存在腹膜后血管、脏器损伤导致血肿,这是最难发现和控制出血的腔隙。

4.下肢长骨骨折

可能因为昏迷或脊髓损伤无感觉而无症状,应对照检查两侧肢体。

5.骨盆骨折

是否存在、稳定与否等,骨盆骨折通常是引起腹膜后血肿的原因。

罕见情况下,低血压和血流动力学不稳定不是由出血造成的,而是由高位脊髓损伤导致的神经源性休克引起,患者通常表现为低血压和心动过缓。

（五）多次动态检查全面评估

严重创伤应强调全身检查3次。

1.初次评估

重点是气道、呼吸和循环等威胁生命的损伤,重点在颅脑、颈、胸及腹部的检查。

2.二次评估

在气道、呼吸及循环等情况处理后进行,每一寸皮肤都应看到,每一主要骨骼都应摸到。通过检查表面伤口、触诊骨盆和脊柱等骨结构,包括最初的放射检查和实验室检查,以明确身体各部位明显的、需要急诊手术的损伤。腹部创伤是最易漏诊的类型,其中肠道又是最难诊断者,我们 2005 年 7 月—2009 年 3 月收治严重多发伤(ISS≥16)425 例中漏诊肠道损伤的有 15 例(占 3.53%),多人、多途径、多时相检查非常重要。

3.三次评估

紧急手术后转 ICU 或外科病房后应从头到脚检查,常能发现在急诊室内遗漏的微小的损伤(有时是大的损伤),临床上小的骨折或韧带损伤常是长期功能障碍的重要原因。

二、结直肠肛管损伤临床特点

（一）结直肠肛管损伤临床表现

1.结肠损伤临床表现

取决于结肠损伤部位是在腹腔内或腹膜外,粪便漏出量、积聚范围,以及合并伤情况等。

(1)腹腔内结肠破裂:主要临床表现有腹痛、腹胀、压痛、腹肌紧张、反跳痛、肠鸣音消失等腹膜炎症状体征,远端结肠损伤患者常有便血症状。直肠指检指套染血,粪便潜血阳性,诊断性腹腔灌洗液呈混浊粪样液体。

(2)腹膜外结肠破裂:缺乏特异性临床表现,患者可主诉后腰痛、腹胀,腹膜刺激征不明显,而腰部压痛明显。诊断性腹腔灌洗可呈阴性。

虽然创伤救治体系和救治技术进步,但结肠损伤后并发症发生率仍达 15%～50%,包括各种感染并发症、结肠瘘和各种造口并发症等。

2.直肠肛管损伤临床表现

直肠腹膜内段破裂的临床表现同腹膜内结肠损伤。腹膜反折以下直肠损伤后腹痛不明显,可无腹膜炎表现。直肠损伤主要表现为肛门出血,会阴部、肛门或下腹部疼痛,或里急后重、肛门坠胀等,有时直肠出血或局部疼痛是唯一症状。若损伤同时累及膀胱、尿道,尿液和粪便即会互相沟通而排出。

(二)结直肠肛管损伤危险因素

1.手术时机

及早施行确定性手术,是降低腹部包括结肠损伤死亡率和并发症率的关键。手术延迟可导致粪便污染增加,失血量增加,导致感染危险性数倍增加。多数作者认为伤后 6～8h 以上行一期修补术要慎重。但 Burch 等认为手术时机与吻合口瘘发生无关。Martin 报道粪便污染超过 12h 者一期修补并未由于感染增加死亡率和并发症率。但结肠破裂引起腹腔污染,如果已经形成晚期腹膜炎,则应在积极抗休克、抗生素应用等同时,手术切除破裂结肠,近端去功能性造口,必要时可行术后腹腔灌洗,争取挽救伤员生命。

2.损伤部位

以横结肠中 2/3、左 1/3 处为界,将结肠分为右、左两半,其胚胎发生、解剖生理和肠腔生态环境有所区别。右半结肠起源于中肠,由肠系膜上动脉供血,管壁薄而腔大,主要功能是进一步吸收小肠内容物的水分。左半结肠起源于后肠,由肠系膜下动脉供血,肠壁厚,肌肉多而管壁厚,主要为储存功能,粪便逐渐黏稠,细菌数可达粪便干重的 60%,左半结肠内粪便胶性增加使吻合口承受更大张力。

传统认为右半结肠比左半结肠易于愈合,右半结肠损伤处理可优先考虑一期修复,而左半结肠损伤应作结肠造口。Hunt 认为结肠吻合口愈合不但与上述解剖因素有关,还与肠内粪便的胶性程度有关,左半结肠内粪便胶性增加使肠缝合线易于裂开。Kulkarmi 回顾性分析 65 例结肠损伤的结果,证实左半结肠损伤并发症发生率高于右半结肠,且住院时间长。

另一种观点是右半结肠肠内容物较稀薄,损伤破裂后易造成腹腔内严重的感染,同样右半结肠损伤后吻合口瘘,如不及时处理,危险性更大。右半结肠损伤后死亡率和并发症发生率较左半结肠更严重,右半结肠损伤并不比左半结肠损伤易处理。Martin 对比了创伤动物模型左右侧结肠一期修复的结果,所有生存动物的吻合口都完整,右半结肠损伤后腹腔污染重,腹膜炎、脓肿和粘连较重,左半结肠损伤组存活率(96%)显著高于右半结肠(48%)。Debas 报告切除右半结肠之死亡率为左半之两倍(6.4% 和 3.0%)。Freeark 在分析 392 例结肠损伤中,右结肠一期手术的腹腔内脓肿的发生率较用同样方法处理左结肠几乎多 3 倍。Flint 报告右半结肠损伤死亡率为 9%,横结肠为 5%,左半结肠为 3%。

现多认为对不同部位结肠损伤可采用同样的处理方法,不必强调区别左、右半结肠,而应根据损伤的具体情况,选择适当的术式。Thompson 回顾性分析 50 例穿透性右侧结肠损伤和 55 例左侧结肠损伤,两组患者创伤机制、休克、腹腔内粪便污染、损伤严重程度、合并伤数目等大致相同,这两组患者中各 1/2 患者作一期修复,剩余患者 1/2 作结肠造口或结肠外置。结果右、左两侧结肠伤采用相同手术后腹壁伤口感染、腹腔脓肿、病残率、死亡率没有差异。

3.休克

多年来一直被认为是一期修补的禁忌证,理由是即使短暂的低血压,结肠壁的血供减少也可能造成术后吻合口瘘。研究证实,术前或术中休克虽然与死亡率有关,但轻度低血压并不影响手术方式的选择。Burch 研究表明,术前低血压死亡率为 5.6%,术中低血压死亡率达 26.7%,而术前、术中都有低血压时死亡率达 58%,但这三组中任何一组采用一期修补的死亡率都低于结肠造口。其他作者也证实休克并非导致术后感染、增加一期修补或结肠造口术后并发症的原因,Nelkin 等的回顾性评价认为,无论对一期修复还是结肠造口均未能证实休克是并发症的主要因素。George 对 102 例患者的前瞻性研究也未发现休克是构成术后感染的重要因素。

4.粪便污染

George 将粪便污染分为三度:轻度指粪便仅污染损伤局部;中度指较多粪便污染,但局限于腹部的一个象限;重度指大量粪便污染并超过一个象限。

George 证实重度粪便污染比轻度污染术后腹腔脓肿的发生率要高。Flint 报告 137 例结肠损伤中 9 例死亡直接与腹腔粪便污染有关。Nelkin 注意到轻度污染后并发症(19.6%)显著低于中、重度污染(63%)。但 Burch 报告 97 例重度污染的患者 20% 采用一期修复并未见粪便污染增加患者的死亡率。Adkins 等报告 36 例一期修复的结肠损伤中度和重度粪便污染占 84%,无 1 例出现腹腔脓肿和严重并发症。

中重度污染术后腹腔内感染,如脓肿等的发生率较高,但采用造口术等并不能降低其发生率,现倾向于认为肉眼所见的污染并不是一期修补的禁忌证,但术中应彻底冲洗腹腔。

5.合并脏器损伤

损伤脏器越多,术后死亡率和并发症发生率越高,Burch 证实合并损伤是结肠损伤后影响死亡率的重要因素。由于多脏器损伤常合并重度休克、脏器毁损重、手术处理时间延长等,对合并脏器损伤者,多不主张一期修补,有作者提出当合并十二指肠、胰头或肝损伤时,结肠损伤一期修补要慎重。George 报告合并伤达两处以上的患者感染率达 81%,而合并伤在 2 处以下患者为 32%。Condon 提出合并泌尿生殖器损伤则是结肠损伤一期修补的禁忌证。

目前结肠损伤的死亡率和并发症率仍居较高水平,尤其是穿透性结肠损伤。结肠损伤的主要危险因素除伤后至确定性手术时间、损伤部位、手术、休克、粪便污染和合并脏器损伤情况等外,还有年龄、损伤原因、输血情况、引流情况、抗生素应用和伤口情况等。Burch 报道 40 岁以上死亡率增加;输血在 4 个单位以上时感染并发症显著增加。

三、结直肠肛管损伤诊断

(一)结肠损伤诊断与鉴别诊断

结肠损伤的确诊多在剖腹探查术中作出,穿透伤入院后多立即剖腹探查,故诊断不难,但一旦漏诊可导致灾难性后果,诊断策略。

钝性伤由于结肠内容物对腹膜无剧烈化学刺激,且流动性小,扩散慢,故早期症状局限而隐蔽,早期诊断困难,至腹腔或严重腹膜后感染出现时,诊断则较容易,但已丧失早期治疗的机会。应重视致伤机制,腹部交通伤多为高能量损伤所致,对于钝性伤应充分考虑到伤情的复杂性,如碾压导致的骨盆前后环骨折者应高度怀疑肠道损伤。重视伤后临床症状,特别是持续高热、肠道梗阻等肠道损伤后的直接或间接症状,腹痛、发热等症状常常在肠道蠕动恢复后出现,但进食、排气排便等均不能完全除外肠道损伤。体格检查应全面仔细,注意伤口位置、腹部膨隆、腹膜刺激征,注意肝浊音区、肝脾肾区叩击痛和肠鸣音情况。重视腹腔穿刺和诊断性腹腔灌洗。重视腹部 X 线、B 超和 CT 等辅助检查的应用,胃肠道碘剂造影是有效方法。没有哪一项辅助检查是完美的,对于伤后或手术后持续发热的严重脓毒血症患者,在用肺部等其他部位感染无法解释时,阴性的诊断性腹腔灌洗和腹部 CT 扫描不应成为阻止外科医师进行剖腹探查术的依据。

1.漏诊相关因素

结肠损伤的术前早期诊断仍然是临床面临的严峻挑战,与下列因素有关:①结肠内容物对腹膜无剧烈化学刺激,且流动性小,扩散慢,故早期症状局限而隐蔽;②损伤腹膜后部分则临床表现更为隐匿;③与颅脑、胸部和骨关节损伤基本可以以 CT 等现代影像学诊断技术为金标准不同,腹部损伤,尤其是空腔脏器损伤,迄今为止仍然缺乏敏感性和特异性均令人满意的影像学诊断手段;④和平时期以钝性损伤多见,临床表现不典型时是否剖腹探查常常困扰外科医师;⑤缺乏整体观念,非创伤或普通外科医师对本科损伤更为重视和熟悉,常易忽视不明显的结肠损伤;⑥伤情危重,血流动力学状态不稳定时,救治的重点是确定性止血手术、复苏以挽救生命,导致在急诊科最初评估时间缩短,或无时间或机会行全面检查或影像学检查;⑦意识障碍,包括颅脑损伤、醉酒、中毒或药物滥用等情况,有报道创伤漏诊患者中 63.5% 存在意识障碍;⑧致伤机制和病史不详,如被发现"躺在地上"而送至医院,或因颌面部损伤无法交流等。

2.诊断依据

结肠损伤的确诊多在剖腹术中作出,穿透性结肠损伤入院后多立即剖腹探查,应充分考虑到伤道的各种可能避免漏诊。钝性结肠损伤常至腹腔或严重腹膜后感染出现时才确诊,但已丧失早期治疗的机会。应仔细询问病史,注意伤后腹痛、便血情况等。查体时注意有无腹膜刺激征、肝浊音界改变等,直肠指诊指套有血迹提示结肠损伤。腹部平片部分可见膈下游离气体,但禁忌行钡灌肠检查。腹腔穿刺、DPL 和腹腔镜检查有助于诊断。腹膜后损伤患者 B 超、CT 可显示腹膜后结肠外积液、积气、腰大肌阴影模糊。乙状结肠镜检查可据伤情决定在检查室或手术室进行,但由于常未行肠道准备、观察死角的存在等,乙状结肠镜仍可能遗漏隐匿性的损伤。结肠损伤常合并泌尿生殖系统损伤,应常规导尿、阴道指诊等,必要时应行尿道造影等明确诊断。

3.剖腹探查

对疑有结肠损伤者,应及时剖腹探查,及早控制污染,在重度感染形成前处理,并避免漏诊。结肠位于腹腔的四周,探查要求照明良好、腹壁肌肉松弛。强调全面、有序地探查全结肠,对任何小的肠壁血肿,均应仔细探查;腹腔内污染物的多少不能反映有无结肠损伤,有时即使存在结肠破裂,粪便干结,腹腔内污染也不严重;尤其注意肝曲、脾曲和结肠的腹膜后部分,若这些部位有血肿或积气,应切开后腹膜探查;如发现升结肠或降结肠前壁有伤口,应探查后壁。手术中,发现破裂结肠伤口时应首先夹闭、缝合或吻合器钉合等避免进一步出血和污染。

(二)直肠肛管损伤诊断与鉴别诊断

腹膜内直肠损伤诊断不难。肛管损伤部位表浅,诊断容易,但应判断是仅为肛管撕裂伤,还是合并有括约肌损伤。

腹膜外直肠损伤的诊断则并不容易,凡下腹部、臀部、骶尾部、肛门周围及会阴部有外伤史,出现便血、腹痛、肛门坠胀、发热、血尿或尿液从肛门流出等症状,或剖腹术中直肠周围、腹膜外血肿形成等,均应考虑直肠损伤的可能。应常规进行直肠指检,检查肛管括约肌的松紧度,有无破裂口及指套是否染血,男性患者应检查前列腺,放置尿管;女性患者应行阴道检查。

疑有直肠损伤者,即使指检为阴性,也应行直肠乙状结肠镜检查,可据伤情决定在检查室或手术室进行。X线骨盆摄片有助于了解有无骨盆骨折和异物存留。肛管直肠腔内超声对判断括约肌损伤有重要价值。肛管直肠损伤诊断策略。

第三节　结直肠肛管损伤手术方式及其疗效评价

结直肠肛管损伤本身不会致死,其主要死因是粪便污染后的感染并发症,影响结直肠肛管损伤的治疗因素包括结肠损伤程度、腹腔污染情况、合并伤情况和处理是否及时、恰当等,前三者在伤后已成事实,故降低并发症发生率和死亡率的关键是早期确定性手术,处理粪便漏出和污染。Lockwood 指出,当损伤后 4h 内施行手术者,效果最佳,手术每延迟 4h,死亡率增高 15%,故对疑有结肠损伤者,应及时剖腹探查,及早控制污染,在重度感染形成前处理,并避免漏诊。

一、严重创伤紧急救治策略

严重创伤的组织器官损伤范围广、伤情复杂严重、内环境紊乱严重及免疫功能明显抑制,而且各种并发症发生率高,因此死亡率极高。严重创伤常需进行手术治疗,尤其是结直肠肛管等腹部脏器损伤,但是由于损伤的部位和严重程度不同,处理重点和先后次序也不一样,如严重多发伤时,经常几个部位的损伤都很严重,此时在处理顺序上就很难抉择。

现代创伤救治包括现场急救、伤员转运、院内救治以及创伤救治信息管理系统等,多发伤救治涉及多个专业,成立专业的创伤救治中心是提高救治水平的基础,包括院外救治技术和先进的生命支持系统、快速转运、基础设施、运行机制和个人经验等是获得最佳结果的关键。多发伤救治可以分为院外救治和院内救治 2 个阶段。

不论是在院外或院内,首先接触伤员的医师应按 ABC 原则快速评估伤情,即评价气道(和颈椎)、呼吸、循环,一旦需要应立即行气管插管等挽救生命的措施。在救治过程中伤员出现任何生理状态的恶化,都应按高级创伤生命支持(ATLS)再次立即评估气道、呼吸和循环功能,在评估对生命威胁不大的结肠损伤前应开始液体复苏和处理所有威胁生命的损伤。

结直肠肛管损伤手术术前应积极抗休克、应用广谱抗生素等;术中根据患者全身情况、是否休克、损伤部位和时间、腹腔污染情况及治疗条件等综合决定手术方式,对于伴酸中毒、凝血功能障碍者应遵循包括手术止血和暂时性钉合损伤肠道等损害控制外科策略直到酸中毒和凝血功能障碍纠正,并 6000～9000ml 温盐水冲洗腹腔,留置引流;术后密切注意防治感染并发症等。

二、结直肠肛管损伤手术

(一)结肠损伤手术

1.剖腹探查

结肠位于腹腔的四周,探查要求照明良好、腹壁肌肉松弛。强调全面、有序地探查全结肠,对任何小的肠壁血肿,均应仔细探查;腹腔内污染物的多少不能反映有无结肠损伤,有时即使存在结肠破裂,粪便干结,腹腔内污染也不严重;尤其注意肝曲、脾曲和结肠的腹膜后部分,若这些部位有血肿,应切开后腹膜探查;如发现升结肠或降结肠前壁有伤口,应探查后壁。

2.结肠损伤手术方式选择

结肠损伤的手术方式种类较多,结肠损伤范围是决定手术方式的最重要因素。和平时期的结肠损伤处理以一期修复为主,左右侧结肠损伤的处理也趋于一致。但切忌盲目追求一期手术,应综合考虑患者的具体情况、治疗条件等。对结肠损伤有污染的创口,经清创后最好敞开,待4~5d后延期缝合。

(1)一期手术:Sasaki提出所有结肠损伤均可一期修补或切除吻合,不必考虑其他伴随危险因素,为多数临床研究结果支持。液体复苏和麻醉技术的进步、抗生素应用和缩短受伤到确定性治疗的时间等都有助于一期手术的应用。一期手术的优点是不需再次手术、住院时间短、术后并发症少。

①一期修补术:一期修补手术已成为结肠非毁损伤、和平时期结肠损伤治疗的主要术式。手术方式包括局部有限清创后缝合关闭破裂处,也可采用带蒂肠浆肌片贴敷修补。适应证包括:a.钝性外伤引起的单纯结肠损伤;b.伤后6~8h以内施行确定性手术;c.术前无休克,腹内出血量少于1000ml;d.轻度腹腔污染;e.无其他脏器损伤;f.无广泛腹壁组织缺损;g.年龄小于60岁。但腹腔内及腹膜后间隙的严重粪便污染、合并严重伤、肠壁广泛撕裂和血管伤,以及伤员全身情况差者应避免一期手术。

学者通常将结肠损伤修补或吻合后置于腹膜外,达到一期手术目的,又规避了一旦漏导致腹膜炎的严重后果,适用于升结肠、降结肠或乙状结肠损伤,可延长伤后选择一期手术的时间。

②一期切除吻合术:适用于损伤结肠超过周径25%者、贯通伤、有肠壁缺损、邻近的多处损伤,以及火器伤等情况,但要求血流动力学稳定、没有严重的腹腔污染。采取切除毁损肠段,一期吻合回肠-结肠,或结肠-结肠。

(2)分期手术:包括结肠造口和损伤肠道腹壁外外置,是降低结肠损伤病死率的简单、可靠和安全的经典术式,但常规分期手术的原则已被摒弃。

①肠造口术:虽然结肠损伤应常规造口的原则已被摒弃,但仍是结肠损伤常用的手术方法之一。主要适用于枪弹等高能量损伤、腹腔污染严重、局部损伤重、休克时间长及伤后确定性手术时间延迟者,或因严重失血性休克、多发伤等需采用损害控制外科策略者等。通过粪便转流保证损伤修复处愈合,减轻腹腔内感染,避免术后修补处或吻合口瘘等。

结肠造口有4种术式:单腔造口、标准式袢式造口、远端肠道关闭近端造口和双腔造口。应用方式包括损伤处修补或切除吻合后近端保护性造口、损伤肠管外置造口、切除损伤肠段后双腔造口、切除损伤肠段后近端造口远端关闭等。应根据损伤的部位、损伤严重程度、腹腔污染程度等选择,通常选用较游离的右侧横结肠和乙状结肠作造口。近端保护性造口适用于结肠修补或切除吻合可能不可靠,而又无法外置者,尤其是升结肠、降结肠等固定部位的肠袢。严重的右半结肠毁损伤有时可采用损伤结肠切除、远端回肠及结肠断端双腔造口。

标准式袢式造口操作及还纳均容易,但可能存在转流不全。在结肠近端和远端造口间,间隔一段皮肤对完全转流的原则,至今仍为多数外科医师接受。有学者用一棒状物将袢式造口结肠抬高出皮面,经钡餐证实可完全转流,具有手术容易、回纳简单等优点;支撑棒应在7～14d后拔取,避免造口肠段缩回腹腔发生粪便性腹膜炎。

②损伤结肠外置术:对修补和吻合存在疑虑时,可将损伤结肠袢外置5～10d,待愈合后再回纳腹腔。外置术手术操作简单,不必行广泛的解剖分离,特别对危重伤员争取抢救时间有益。缺点是住院时间长、并发症多、需再次手术,有些部位如升结肠、肝曲外置困难等。适应证包括:①有广泛的肠壁损伤时;②结肠袢活力存在疑问时;③修补困难或修补后可能瘘者;④伴有严重的多发伤。

手术方式有修补后外置术和损伤肠袢直接外置术两种。修补后外置术即使修补失败,也不会造成腹腔内感染,可使60%以上的患者避免结肠造口,外置7～14d后若损伤处愈合则还纳入腹腔,裂开则改为造口。外置并发症发生率达36%～50%,其中肠梗阻占21%。因此,所有结肠损伤均作外置的观点早已被抛弃,目前外置术应用已日渐减少。

为避免外置后较高的造口率和二期手术,同时最大限度降低修补处瘘发生后腹膜炎的危险,学者提出"腹膜外外置"的概念,因盲肠、升结肠、降结肠和乙状结肠贴近侧腹壁,可以适当游离侧腹膜,将结肠损伤处的前方、外侧、后方侧腹膜缝合于结肠损伤处附近,使结肠修补处或吻合口置于腹膜外,即使发生瘘也可避免腹膜炎的发生。

由于结肠造口术、抗生素的应用、早期确定性手术等,近年来单纯结肠损伤病死率已降至4%～10%。采用造口术的结肠损伤患者并发症率远高于单纯修补,除两者均有的感染并发症外,还包括造口并发症、再次手术引起的肠黏连等并发症。所有结肠损伤术后应加强抗感染,做好结肠外置和造口的护理,积极防治各种感染、结肠外置和造口等并发症。

(二)直肠损伤手术

除浅表的肛管皮肤撕裂伤、单纯直肠黏膜损伤可行非手术治疗外,其余肛管直肠损伤均应手术治疗,避免或控制严重感染的发生。手术方式包括转流性结肠造口,直肠伤口修补,骶前引流,远侧直肠灌洗,可单用或合用上述几种方法。应根据损伤原因、部位、伤情、就诊时间等综合选择手术方式。

术前疑有直肠损伤者,手术应取截石位,便于术中行直肠乙状结肠镜检查,以及远侧直肠灌洗、骶前引流等。

1.腹膜内直肠损伤

伤口较小时可双层修补,然后近侧结肠去功能性造口;肠段损伤重如毁损伤等应切除损伤段,远端关闭,近端提出腹壁造口,即Hartmann手术;若损伤时间短、直肠空虚、损伤肠壁无明显炎症改变时,可行一期修补。

2.腹膜外直肠损伤

(1)去功能性结肠造口术:去功能性乙状结肠造口是直肠损伤治疗的基本原则,可根据具体情况选择应用以下5种方式。

①标准式祥式造口手术:与端式造口相比,具有操作容易、还纳简单的优点,但若提出的结肠系膜缘未高出皮肤,可能出现转流不彻底的情况。

②远端肠道关闭法祥式造口手术:通过关闭祥式结肠造口的远侧端,达到完全转流,具备标准式祥式造口操作简单、快速、还纳容易等优点。

③双腔造口手术:即近端端式造口、远端黏膜瘘法,用于需切除一段乙状结肠者。

④Hartmann手术:即近端端式造口、远端关闭于腹腔内。用于乙状结肠和/或直肠有严重、广泛的损伤,修补有危险,可能发生盆腔并发症时。切除过多则二期还纳时较困难。

⑤经腹会阴直肠肛管切除、乙状结肠造口手术:用于腹膜外直肠肛管严重毁损伤时。

结肠造口常在术后3~6个月还纳。由于损伤患者多较年轻,身体条件较炎症性或癌性结肠疾病为好,有学者提出可早期(伤后15d内)还纳结肠造口,缩短住院时间、减少费用、减少造口护理的需要,消除造口带来的心理、社会及经济上的问题,其适应证包括:①初次手术无严重并发症,术后恢复好,全身情况较好者;②无腹壁切口感染,无开放的会阴部伤口存在;③钡灌肠等证实直肠远侧伤口已愈合。

(2)直肠伤口修补:腹膜内段直肠损伤应修补或切除,但腹膜外段损伤由于显露损伤困难,需游离大部分直肠,技术上有时难以达到,并可能增加感染并发症。伤口修补的适应证包括:①容易显露的损伤处;②在暴露探查周围脏器如膀胱、髂内血管、阴道时,同时发现的损伤;③伴泌尿生殖系统损伤时,应修补以避免直肠尿道瘘、直肠阴道瘘发生。

对于经腹途径难以显露的伤口,则不强求直接修补,只要转流彻底、感染得到控制,未经修补的直肠损伤,除毁损伤外,一般都能自行愈合。

对腹膜外直肠损伤应慎重选用一期修补,适应证仅为术前已行肠道准备的盆腔、会阴盆底手术中意外损伤者,并且术后应严格控制饮食。

(3)骶前引流:骶前引流用于直肠腹膜外伤口已经腹修补者、形成肛提肌上方的直肠周围感染或脓肿时。常不需切除尾骨,一般不作预防性引流。

(4)远侧直肠灌洗:理论上远侧直肠灌洗可减少直肠内细菌的数量,但可能因灌洗液沿伤道流入直肠周围间隙,造成直肠周围甚至骨盆骨折部位的感染,故应慎用。事实上多数直肠损伤者直肠相对空虚,取截石位时大多数粪便可手法掏出,常不需直肠灌洗。如果发现直肠旁间隙有粪便,应设法清除。

(三)肛管损伤手术

浅小的外伤只需单纯清创缝合。损伤大而深,累及括约肌和直肠者,应行乙状结肠造口。应仔细清创,注意保留尚未累及的括约肌,并修复损伤的直肠和括约肌,以期尽量保存肛管直肠的功能。对括约肌损伤应分期手术,即先去功能性乙状结肠造口;肛管及括约肌损伤处清创后修补,或在感染控制后(1~2个月后)修补,同时肛管成形;之后2~3个月还纳造口。伤口愈合后应定期扩张肛管和直肠,防止狭窄。肛管、肛门括约肌、腹膜外直肠严重毁损伤时行经腹会阴直肠切除、乙状结肠造口术。

肛管直肠损伤术后应加强抗感染、保持引流管通畅及局部伤口处理等。若发生肛管直肠狭窄可给予扩张、狭窄成形、狭窄切除等处理,出现肛门失禁应行括约肌修复、生物反馈及括约肌移植等治疗。

由于二战以后转流性结肠造口等处理原则的确立,其手术后死亡率已降至5.7%～16.7%。

三、结直肠肛管损伤并发症

如果诊断和治疗不及时或不恰当,结直肠肛管损伤可能发生严重的感染并发症,并发症发生率为28.6%～75%,早期并发症包括直肠肛管周围脓肿、出血、直肠瘘、直肠阴道瘘、直肠尿道瘘等,后期并发症包括肛管直肠狭窄、肛门失禁等。

(一)结肠及腹膜内段直肠损伤并发症

结肠及腹膜内段直肠损伤并发症发生与确定性手术治疗时间的早晚、选择手术方式的适当与否、合并伤的严重程度等相关。

1.感染并发症

包括切口感染、腹腔内感染和腹膜后感染,发生率5.3%～74.0%。轻度腹腔污染者,术后腹腔脓肿发生率19.6%;中、重度腹腔污染者,腹腔脓肿发生率63%。预防方法包括及时应用抗生素,不用原伤口而经中线切口探查,加强切口保护,术中应仔细探查、恰当处理腹膜后结肠损伤,充分冲洗腹腔及切口,充分引流,术后高半卧位,必要时切口应延期缝合、术后持续灌洗腹腔等。

Nelson报道腹部挫伤如不涉及结肠,腹腔内感染的发生率仅为6%,如涉及结肠,术后感染可增至21%。Velmahos对48名结肠损伤进行了前瞻性随机研究,将患者分为伤口缝合和敞开两组,分析伤口感染、裂开和软组织坏死感染的情况,结果切口感染率缝合组65%,敞开组36%;伤口裂开分别是31%和14%。认为伤口感染的危险因素包括一期缝合、结肠造口和腹腔内感染。推荐对结肠损伤采用延期缝合,可使伤口感染率降低一半。

2.吻合口瘘或修补处瘘

0.6%～7.9%发生,主要见于一期修补或吻合者。修补或吻合后近侧结肠保护性造口虽不能减少瘘的发生率,但可避免大的瘘和瘘发生后导致的腹腔感染等严重后果。应强调合理选择手术方式,对污染严重、生机可疑的结肠应果断切除,结肠多发伤应行近侧保护性造口。

术后早期区分腹腔内感染和吻合口瘘困难。若术后症状、体征一度好转后再次恶化,如体温再次上升,腹痛加剧而持续不减,腹肌紧张更明显,肛门排气后又停止,肠蠕动再次减弱或消失,应警惕瘘的可能。若引流有稀粪水流出,或切口裂开后有粪臭味或浑浊的粪样物流出,可明确吻合口瘘,若存在全腹膜炎则应果断手术,手术可行缝合裂开部肠袢外置造口,或切除后近端造口远端关闭。若仅为局限性腹膜炎,引流通畅,无体温升高等全身感染症状,可行非手术治疗,包括抗生素应用、通畅引流、胃肠减压、禁食、营养支持等。

3.造口并发症

严重者有造口肠袢回缩、坏死等,其他有造口脱出、狭窄、造口旁疝、造口旁感染、出血及造口周围皮肤损害等。造口为不得已的救命措施,结肠损伤手术造口有时是永久性的,给患者术后生活带来不同程度的不便,术中操作应仔细,尽量避免各种造口并发症。

结肠造口的并发症还包括造口还纳术的并发症。Curran复习809例造口还纳术的结果,肠梗阻、腹腔脓肿、肠瘘和胰腺炎等严重并发症的发生率为5.3%,伤口感染、切口疝、肺炎和肠麻痹等一般并发症的发生率为7.8%,且有1例死亡是由于造口还纳术所致。

结肠损伤术后其他并发症包括小肠梗阻、胰腺炎、骨髓炎、肺不张、胸膜炎、尿路感染、血栓性静脉炎等。

(二)腹膜外段直肠及肛管损伤并发症

1.肛管直肠周围脓肿

占早期并发症的46%,分肛提肌上的骨盆直肠间隙脓肿、直肠后间隙脓肿、直肠壁内脓肿,肛提肌下的坐骨直肠窝脓肿、肛周脓肿等。脓肿的发生与受伤至确定性手术的时间、手术方式正确与否、引流是否充分等有关。直肠肛管周围脓肿一旦形成应及时引流;若形成直肠周围瘘,应治愈后才还纳造口。

2.肛管直肠狭窄

在腹膜外直肠火器伤时发生率高达32%,主要为直肠壁毁损伤、继发严重感染、纤维组织增生及去功能性造口后无粪便通过等所致。狭窄长度少于2.5cm的为环形狭窄,超过2.5cm为管状狭窄。对可能发生的低位直肠及肛管狭窄,应在感染控制后定期扩张,持续半年。严重狭窄者应在创伤愈合后3~6个月行手术治疗,肛管狭窄可行放射切口瘢痕松解术、V-Y皮瓣肛门成形术、纵切横缝术等;直肠环形狭窄可行经肛管瘢痕切开缝合术、经尾骨直肠后纵切横缝术;直肠管状狭窄必要时可行狭窄段切除,直肠端端吻合术等;若肛管直肠狭窄形成完全梗阻,不能用以上方法治疗时,则结肠造口为永久性。

3.创伤性肛门失禁

主要为括约肌断裂、毁损所致。括约肌断裂者可在感染控制3~6个月后行括约肌修补术、会阴修补术等;括约肌毁损而无直肠缺损者可行肛门括约肌重建术,包括股薄肌移植、臀大肌移植、掌长肌移植等。

(三)结直肠肛管损伤后腹腔间隙综合征

腹腔作为一个单独的腔室,如果压力急剧升高将导致一系列病理生理改变。严重结直肠肛管损伤可因创伤性失血性休克大量液体复苏或感染并发症等,在救治过程中常出现腹腔高压症(IAH),甚至发生腹腔间隙综合征(ACS)。IAH指持续或反复的病理性IAP≥12mmHg;ACS指IAP持续>20mmHg,伴随新发器官功能障碍或衰竭(伴或不伴APP<60mmHg)。危险因素包括严重创伤、腹壁血管损伤、腹腔填塞、重度休克、过量液体平衡等。

1.IAH/ACS临床表现

除引起IAH/ACS病因的临床表现外,IAH/ACS患者看出现明显腹胀,腹壁张力增高,肠鸣音减弱或消失;低氧血症、高碳酸血症,吸气压峰值升高;心跳、呼吸加快,心输出量减少;少尿甚至无尿,水钠潴留;代谢性酸中毒及颅内压升高等。

2.IAH/ACS诊断

IAP的测量是诊断和处理IAH/ACS的基础,动态的IAP监测是高危患者的标准监测项目之一。IAP测量技术有:①直接测量法,如经腹膜透析管或腹腔镜等方法测量。②间接测量法,如经膀胱、胃、结肠或子宫等放置导管测量。膀胱内压力(IVP)测定技术简便、安全、易行,故被认为是IAP测定的"金标准"。

3.IAH/ACS治疗

IAH/ACS的治疗主要分为非手术治疗及手术治疗两大类。通常先行非手术治疗,无效后再行切开减压术。

(1)非手术治疗:包括以下 4 个方面:①增加腹壁顺应性,如避免胸腹带约束过紧,尤其应避免勉强关闭腹部切口,腹部烧伤患者应切除焦痂等。②排空胃肠道内容物,首先考虑安置鼻胃管、鼻肠管、肛管等方法排空胃肠道内容物;减少或间断给予肠内营养;甲氧氯普胺、红霉素用于改善肠麻痹时肠道动力;急性结肠假性梗阻症(Ogilvie's 综合征)患者可考虑静脉注射新斯的明排空结肠,必要时可经肠镜减压;如果存在低位梗阻,必须考虑手术解除梗阻。③排空腹腔占位损害,如引流腹腔积血、腹水、腹腔脓肿、腹膜后血肿等。④优化液体复苏,应严格监测输液量,避免过量输液;IAH 患者以高渗晶体液或胶体液为主的复苏可能有助于延缓继发性 ACS 的进程。IAH 伴少尿或无尿的患者可行持续性或间歇性血液滤过;利尿或肾脏替代治疗(RRT)净超滤有助于移除过多的液体、减轻第三间隙水肿。但尚无足够的证据推荐使用。

(2)手术治疗:开放腹腔(OA)手术的提出已有 20 余年历史,可有效降低死亡率和早期术后并发症率,自 20 世纪 90 年代中期以来取得了显著进展,且逐渐统一到以负压封闭引流为主的相关术式上来,据今年一篇综述的统计截至 2011 年报道的较大宗病例总数已近 5248 例,合理应用这一技术必将提高腹部外科危重症患者的救治水平。OA 手术的适应证包括:①腹膜炎:急性胰腺炎、坏死性筋膜炎、化脓性腹部感染。②腹部创伤:损害控制性剖腹术、腹壁毁损伤。学者近期应用负压封闭辅助的暂时性腹腔关闭方法成功救治 1 例爆炸至腹壁全层 1/3 缺损、肠道 10 余处破裂严重污染的患者,60 天即能站立行走。③肠系膜缺血,肠管循环难以确定需要计划性再探查者。④原发性或继发性 IAH/ACS,对于 IAP 大于 20mmHg,伴随有新发的脏器功能障碍可行腹腔扩容术或减压术。OA 手术基本方法是剖腹敞开原本封闭的腹腔,可立即起到减压作用,IAH 压产生的病理生理表现在短时间内即可得到改善。腹腔扩容术(IAVI)是指腹部手术完成腹腔内手术操作后,腹壁各层不采用常规的分层缝合关闭方法,而是用皮肤或人工材料实施暂时性腹腔关闭的一种有计划的外科手术,也称腹腔减压术(DS)等。常用的暂时性腹腔关闭手术方式包括皮肤关闭技术、筋膜关闭技术(FCTs)和负压封闭引流技术。OA 手术对生存率的影响,据 Regner 统计,6 篇文献共 399 例创伤患者应用开放腹腔手术,损害控制外科生存率为 65%~90%;915 例腹腔间隙综合征行开放腹腔手术的死亡率为 43%~75%;493 例急诊普通外科手术中行开放腹腔手术,其中胰腺炎生存率为 25%~70%,穿孔等导致的腹腔感染生存率为 53%~73%。

第五章　下消化道出血

第一节　下消化道出血诊断技术的过去与现状

下消化道出血指 Treitz 韧带以下的空肠、回肠、结肠及直肠因各种原因引起的血便、大便带血,临床上称之为下消化道出血。

一、下消化道出血诊断

(一)排除上消化道出血

下消化道出血和上消化道出血均可表现为血便,在确定下消化道出血之前,必须排除上消化道出血。血便的颜色和数量是诊断的重要线索。在排除饮食及药物因素之后,出现间断少量红色或暗红色血便,即可初步拟为下消化道出血。当出现大量暗红色或红色血便时或仅表现为黑粪或大便潜血阳性时,要注意排除上消化道出血。当上消化道出血量在 1000ml 以上,且出血速度快,4h 左右即完全排除,其大便亦可呈暗红色或红色。上消化道出血和高位小肠出血,血液在肠道内停留时间较长,血红蛋白的铁经肠内细菌作用与硫化物结合形成硫化铁,大便可呈黑色或柏油样。低位小肠或右半结肠少量出血,排除速度慢,血液在肠道内停留时间较长时,大便亦可呈黑色,不要误诊为上消化道出血,此时常需要进行胃十二指肠肠镜检查以排除上消化道出血疾病方可诊断为下消化道出血。

此外,血尿素氮、肌酐值的检查对区分上、下消化道出血也有帮助。当血肌酐值正常,尿素氮增高,可能是上消化道出血或高位小肠大量出血。因为大量出血后,血液蛋白消化产物被肠道吸收,引起肠源性氮质血症。此时需排除由于严重缺血、缺氧、低血容量导致肾血流量及肾小球滤过率降低所致的肾性氮质血症。对于消化道出血患者行胃镜、结肠镜、小肠镜、核素扫描及选择性肠系膜动脉造影检查,多能对出血的部位作出判断。但临床上经常可遇到消化道大量出血患者,无呕血,仅表现为大量暗红色血便,患者一般情况差,不能耐受 X 线,内镜或动脉造影检查,此时可行胃管抽吸消化液或吞钡试验,以排除上消化道出血。若鼻胃管吸出的胃液清亮,患者无幽门梗阻症状,或可抽吸出含有胆汁的黄绿色胃液,则可排除上消化道出血。该法简单易行,可对活动性出血的部位及时作出初步判断,不失为快速鉴别上、下消化道出血的好方法。偶尔十二指肠球部溃疡并大出血,由于幽门水肿狭窄,血液不能反流至胃腔,此时胃液也可呈清亮,但此时患者往往有腹胀、呕吐等幽门梗阻症状。另外,高位小肠出血,出血量大,伴有肠梗阻时,血液可反流至胃腔,此时胃管也可抽吸出咖啡色液体或暗红色液体。便秘或胃肠运动迟缓的患者出现下消化道出血,有时血液不能排出,患者出现不明原因的血压下降甚至休克,此时给患者灌肠通便,可使肠内积血排出,以免延误消化道出血的诊断。

（二）病史及体格检查

仔细询问病史,重点完成体格检查,是做出正确病因诊断的开端。有反复少量显性出血史,提示痔、息肉、憩室;排便习惯改变或粪便变细有切迹,应高度怀疑直结肠肿瘤;反复血性腹泻史应高度怀疑炎症性肠病、肠套叠。急性出血性肠病多见于青少年和儿童,而肿瘤及血管性病变则常见于中、老年人。便后滴鲜血,与粪便不相混淆者多见于内痔、肛裂或直肠息肉;粪便呈脓血样或血便伴有黏液,要考虑细菌性痢疾、血吸虫病、肠结核、炎症性肠病、结直肠肿瘤;便血伴剧烈腹痛并出现休克,多见于出血坏死性肠炎、肠系膜血管栓塞、肠套叠;血便伴有腹部包块,常见于肠肿瘤、肠结核、克罗恩病或肠套叠等;便血伴有皮肤或其他器官出血者,多为血液系统疾病、急性感染性疾病;反复大量或中等量出血,除贫血和失血性休克外,无其他症状,可考虑肠血管性病变,如血管畸形、血管发育不良、血管瘤或者肠憩室、先天性肠重叠畸形等。直肠指诊应作为诊断下消化道出血的常规检查方法,可以发现距肛门 7cm 内的肿瘤性病变。

（三）特殊检查

1.结肠镜检查

结肠镜检查操作方便,具有清晰、直观等优点,还可行内镜下治疗,能对下消化道出血的病因及部位做出及时准确的诊断,误诊率和漏诊率低,已成为诊断下消化道出血病因的首选方法。

2.小肠镜检查

（1）推进式小肠镜:长度 165cm,能达到屈氏韧带以下 60～80cm,即空肠近端。现有小肠镜长度为 200cm,在滑管的辅助下,可达屈氏韧带以下 150cm,能到达空肠远端,诊断阳性率 13％～38％。

（2）探条式小肠镜:直径 5mm,长 3000mm,无活检钳通过,从鼻腔插入可达空肠,随肠蠕动前进,6～7h 后可达回盲部,成功率 77％～84％。退镜观察肠黏膜,诊断阳性率 50％。

（3）双气囊电子小肠镜:如临床怀疑病变在小肠上段,则首选经口进镜,如怀疑病变在小肠下段,则首选经肛门进镜,诊断阳性率可达 90.7％。

3.胶囊内镜

胶囊大小为 26mm×11mm,照明时间长达 8h,由微型摄像镜头、发光管、电池和电脑芯片组成。从口腔吞入后利用胃肠蠕动将到达不同部位的内镜图像发送到绑在患者腰际的无线感应接收器,通过电脑储存分析,能比较清晰地看到胃、小肠及结肠的内镜图像,对小肠疾病的诊断阳性率为 50％～70％。

4.腹腔镜

近年来推荐用于诊断下消化道出血的新技术,可清晰探查全腹腔,尤其对怀疑肠扭转、肠套叠、急性出血坏死性肠炎、憩室炎、克罗恩病、肿瘤等所引起的出血,诊断准确率为 80％以上,并能做肠管复位、肠管切除等。

5.放射性同位素检查

（1）^{99m}锝标记的红细胞扫描（^{99m}Tc-RBC）:以 ^{99m}Tc 标记患者 RBC,此标记细胞在出血部位溢出形成放射性浓染区,采用大视野腹部 1,照相闪烁扫描判断出血部位,当扫描时出血率达 0.1～0.4ml/min 可能得到阳性结果。^{99m}Tc 标记的红细胞在血中滞留时间较长,24h 反复显像无需注射示踪剂,特别适合于间隙性出血的诊断。

（2）^{99m}Tc 硫化胶体扫描：^{99m}Tc 硫化胶体显像对急性活动性出血的诊断具有操作简便和出血部位之间比较度较高的优点，可检测出血速度为 0.05～0.1ml/min 的病灶。此方法可隔几小时反复应用，以监测再出血，但由于消除快，在不出血间期必然是阴性结果。

6.血管造影检查

选择性肠系膜动脉造影检查，如造影时出血量＞0.5ml/min，则可能显示造影剂外溢，可以通过造影剂外溢进入胃肠道，异常血管的显现和肿瘤染色，对消化道出血做出定位、定性诊断，并具有以下优点：

（1）胃肠道内积血不影响检查结果，无需肠道准备，且在造影时出血量越大，阳性率越高。

（2）只需麻醉穿刺部位，痛苦较小，危重患者也可检查，如失血性休克可边输血边检查。

（3）若结果阳性，不仅了解是哪处血管出血，且可根据造影表现，判断出血病变的性质。

（4）动脉造影对血管病变，尤其是黏膜下血管病变的重要诊断方法。

（5）便于术前明确诊断，有利于手术时准确切除，以免盲目切除而增加手术死亡率。

（6）动脉造影不仅有诊断价值，且可经导管动脉灌注加压素及进行栓塞治疗。

二、常见下消化道出血疾病的诊断

（一）肠息肉

大肠息肉所致下消化道出血在国内较常见，大肠息肉可分为腺瘤性、错构瘤性、炎症性和增生性四类。腺瘤性息肉最多见，约 20% 位于直肠，40% 位于左半结肠，40% 位于右半结肠。多数大肠息肉患者无临床症状，有症状者多表现为便血，一般为间断小量出血，血便的颜色与出血部位有关，越接近肛门，颜色越鲜红，直肠或乙状结肠息肉发生出血时，血附于大便表面。息肉表面糜烂、坏死，并发感染时，可导致黏液脓血便。大肠息肉偶可自行脱落，残蒂部血管发生大量出血。

结肠镜下表现及获取活体组织病理学检查，结合每种息肉及息肉综合征的临床病理学特点往往可作出明确诊断。

（二）结肠癌

癌肿引起消化道出血是由于癌细胞侵蚀血管所致，常表现为少量反复亚急性便血。盲肠或升结肠等右侧结肠癌常引起慢性隐形失血，导致小细胞低色素性贫血，不少患者以贫血为首发症状，并以不明原因贫血就诊，因此对贫血原因不明的患者应警惕结肠癌的可能。右侧结肠癌也发生便血，其特点是血液与粪质混合呈暗红色或褐色便，量较大。有时可在右侧腹部扪及包块，出现右侧腹部隐痛。因盲肠、升结肠管腔的直径较大，很少发生肠梗阻。降结肠和乙状结肠等左侧结肠癌肠腔相对狭窄且多弯曲，故左侧结肠癌易引起肠梗阻和肠绞痛症状，多伴血便，呈鲜红色或暗红色，附于大便表面；若继发感染后可有脓血便，里急后重，肠癌初期易误诊为痢疾。出现低位肠梗阻时，可发生腹绞痛，多发生在餐后，且常伴有排便习惯的改变，便秘与排便次数增多相交替。

诊断：

1.直肠指诊

直肠指诊是一种既简单又非常重要的诊断方法，手指可触及直肠内 7～8cm 的病变，大部分直肠癌病灶在手指可触及范围内，故约 75% 的直肠癌可通过直肠指诊触及。有人报道直肠指检涂片细胞学检查 841 例,469 例诊断为直肠癌,阳性检出率为 56%。此方法简单易行,无痛苦,检出阳性率高,不会引起肿瘤的扩散和转移,还可进行分型,与病理切片诊断互为补充。

2.钡剂灌肠检查

钡剂灌肠检查方法简单、安全、价格低廉,是诊断大肠癌的重要方法之一,尤其是气钡双对比造影可清晰地显示肠黏膜肿物、溃疡和狭窄等病变,但对肠管皱褶重叠处病灶及小于 0.5cm 病灶有时会出现漏诊。

3.结肠镜检查

对直肠指检未发现病灶的下消化道出血患者,应作结肠镜检查。结肠镜检查不仅可以直接观察到病变、并可钳取组织病变和切除可疑恶变的息肉做病理学检查。结肠镜对结肠肿瘤的误诊率小于钡灌肠,但对肿瘤导致肠腔狭窄不能继续进行全结肠检查时,可能遗漏狭窄以上部位的多发肿瘤,此时,辅以钡灌肠术或术中、术后及时肠镜复查可弥补其不足。

4.肿瘤标志物检查。

(三)炎症性肠病

临床上常见疾病为溃疡性结肠炎、克罗恩病。其中以溃疡性结肠炎最常见,表现为黏液血便、脓血便或腹泻的占 70%～90%,全血便并不十分多见,但大便带血较常见。当病变局限于直肠时,可出现鲜血附于粪便表面。若病变累及范围较广泛,甚至累及横结肠或右半结肠,则血与粪便相混。克罗恩病的病变可累及从口到肛门整个消化道的任何部位,但主要受累部位为末端回肠,其次是各段小肠和结肠。下消化道出血是常见的并发症,可见的出血患者甚至以下消化道出血为主要的临床表现。国内文献报道溃疡性结肠炎和克罗恩病发生下消化道大出血的概率相似,但前者引起的出血似乎更为严重,预后也较差。国外学者认为溃疡性结肠炎无论儿童和成人,只是在病变十分广泛而严重时才发生大出血,占 3%～4%。而克罗恩病的病变和溃疡常累及黏膜下层,虽病变局限,但约 6% 可发生大出血。国内炎症性肠病所致下消化道出血仅次于结直肠癌和肠息肉,位居第三位。

诊断:

1.X 线检查

溃疡性结肠炎见黏膜粗乱,多发性浅溃疡,结肠袋消失等表现;而克罗恩病见裂隙状溃疡、鹅卵石征、假息肉、单发或多发性狭窄、瘘管形成等。

2.肠镜检查

溃疡性结肠炎肠镜下其特点为病变呈连续性,从远端直肠向近端发展,大肠黏膜明显充血、水肿,血管网模糊,黏膜粗糙呈细颗粒状,质地变脆,触之易出血及自发渗血;黏膜有多发性浅溃疡,大小不等,形态各异。

(四)缺血性肠病

缺血性肠病是一组因小肠、结肠血供不足引起的局部肠坏死的疾病,患者以急腹症或血便症状而就诊,随着社会老龄化,缺血性肠病发病率增加。

诊断:

1.钡剂检查

坏疽性缺血性结肠炎时,可见结肠边缘有弧形切迹为"指压征"或"假性肿瘤征"。

2.结肠镜检查

考虑缺血性结肠炎的患者可行此检查,镜下可见肠黏膜节段性病变和溃疡,发病24h,肠腔内充满血性液体,局部黏膜充血,黏膜易出血;48h后,局部发白、水肿,并间有充血红斑,伴黏膜下淤点或散在浅溃疡。由于某些血管的病变造成血供不足,使缺血病变部位与非病变部位有明确的界限。直肠为双重血管供血,因此很少累及直肠黏膜病变。

一些症状比较重的患者,肠镜下见到局部黏膜明显水肿、隆起、充血、出血,以及肠腔狭窄,肠镜不能通过,可能会误诊为结肠癌,因此要注意鉴别诊断。

慢性期时结肠黏膜苍白、萎缩、血管纹理不清。慢性期可出现肠腔狭窄,使肠镜不能通过。结肠镜检查必须慎重操作,以免穿孔。

3.肠镜活检组织学检查

该镜下为非特异性改变,可见黏膜下出血和水肿,上皮细胞表面的黏液消失,固有层炎性细胞浸润,亦可见黏膜隐窝脓肿形成,腺体结构破坏,巨噬细胞内有含铁血黄素。慢性期黏膜萎缩伴纤维组织及肉芽组织增生和再生上皮形成。

4.CT和B超

可发现肠壁增厚,多普勒检查血流改变对诊断有一定帮助,但需更多的经验。

(五)肠血管畸形

肠血管畸形为黏膜下的微小病变,肉眼难以分辨。根据临床表现,病理改变和病变部位等,Moore等将肠道血管畸形分为3型,Ⅰ型:以右半结肠多见,好发于老年人(55岁以上),病变局限,常为单发,为后天获得性;Ⅱ型:病变可发生于肠道任何部位,以小肠多见。好发于青壮年,病灶较大,属先天性血管发育不良;Ⅲ型:呈多发性点状血管灶,包括遗传性毛细血管扩张症,可累及整个肠道,此型少见。除消化道出血外,肠道血管畸形可无任何症状,病程可几天到几十年,出血方式有慢性少量出血,反复间歇出血及急性大出血。

诊断:

1.选择性肠系膜动脉造影

该方法是目前诊断肠道血管病变最准确的方法,对于出血位置定位和病因诊断有特殊价值,阳性率可达75%～90%,而且在非出血期也能提示异常血管显示。如动静脉瘘现象在早期,呈"双规征",提示动、静脉间有交通支,引流静脉早显像出现在动脉相晚期和静脉相早期;局部异常增多的血管丛;动脉期显示末梢血管的密集排列或杵状扩张;血管结构紊乱呈蔓状或乱麻状改变;局部染色浓密;出现在动脉期或实质期,而且持续时间较长;静脉期显示细末缘肠壁内静脉扩张、迂曲、造影剂消退迟缓,提示黏膜下静脉扩张。

2.肠镜检查

胶囊内镜和小肠镜有可能诊断空、回肠的血管性病变,如可发现黏膜和黏膜下层静脉及毛细血管呈网状扩张样改变等,特别是青年患者,血管发育异常通常在曲氏韧带远侧20～80cm内。老年患者血管发育异常多发生在右半结肠,但结肠镜的诊断率仅在30%～50%。结肠血管畸形的镜下表现为直径0.5～1.0cm的蓝灰色半球状或扁平状隆起,质地柔软,有囊性感;有的则表现为黏膜下出血点或黏膜上圆形或星状红斑,或黏膜、黏膜下层血管扩张增多。

3.同位素检查

对于镜检阴性患者,作核素显像检查,且同位素检查应在活动性出血期间进行,当活动性肠道出血时,^{99m}Tc 标记红细胞 ECT 检查,可以发现红细胞浓集现象,揭示有出血存在。一般认为该检查不能明确出血的原因和部位,仅适合筛选检查。

(六)寄生虫病

1.钩虫病

钩虫病由十二指肠钩口线虫与美洲板口线虫寄生于人体小肠上段引起的寄生虫病。临床上有钩虫感染但无临床症状的称为钩虫感染,感染严重能引起贫血者称为钩虫病。致病主要原因是虫体运动所致的机械损伤和成虫吸取血液,成虫吸附在小肠壁靠吸取肠壁内血液生活,且成虫常更换吸血地点,可引发小肠壁内点状渗血或出血。据估计昼夜间每条钩虫所致失血量为 0.025～2ml,久之导致严重贫血。成虫主要寄居在空肠,如若一次严重感染,可使大量成虫繁殖,可引起急性消化道大出血,甚至造成失血性休克。热带亚热带地区多见,我国除西北地区外均有发病。

诊断:

主要依靠粪中寻找钩虫卵,常用直肠指检图图片和饱和盐水漂浮法。如果粪便中虫卵较多时,应用粪便直接涂片法查找虫;如果虫卵较少时,则可用饱和盐水漂浮法使虫卵浮集于盐水表面,而提高虫卵的检出率。粪便中虫卵多少与感染程度和临床症状相关,虫卵数＜1000个/g,多无症状,1000～3000 个/g,为轻度感染,3000～10000 个/g 为中度感染,＞10000 个/g为重度感染。

钩虫孵育法:将适量粪便涂于滤纸上,置 20～30℃,孵育 3～5d 即可孵出钩蚴。

2.肠鞭虫

鞭虫病是由于毛首鞭形线虫(简称鞭虫)寄生于人体所引起的肠道寄生虫病。轻度感染中毒症状,严重者可出现腹痛、腹泻、甚至直肠脱垂与贫血等症状。本病以热带亚热带地区多见,鞭虫主要定居在盲肠和升结肠黏膜,严重时可累及整个结肠与直肠。致病原因主要通过成虫机械刺激导致肠黏膜的损伤和出血,每天每条成虫可使人体失血约为 0.005ml。

诊断:

依靠粪便镜检虫阳性即可确诊,采用浓集法(如沉淀法或漂浮法)均可提高虫卵检出率。脱垂直肠黏膜上看到虫体或肠镜检查在肠壁上发现鞭虫体均可确诊。

第二节　下消化道出血的发病原因与治疗现状

一、下消化道出血的发病原因

下消化道出血占消化道出血的 15%,下消化道范围广、出血的病因繁多,兹将下消化道出血的病因分述如下。

1.肿瘤和息肉

恶性肿瘤有癌、类癌、恶性淋巴瘤、平滑肌肉瘤、纤维肉瘤、神经纤维肉瘤等;良性肿瘤有平滑肌瘤、脂肪瘤、血管瘤、神经纤维瘤、囊性淋巴管瘤、黏液瘤等。这些肿瘤以癌最常见,多发生于大肠,其他肿瘤少见,多发生于小肠。

息肉多见于大肠,主要是腺瘤性息肉,还有幼年性息肉及 Peutz-Jeghers 综合征(又称黑斑息肉综合征)。

2.炎症性病变

感染性肠炎有肠结核、肠伤寒、菌痢及其他细菌性肠炎等;寄生虫感染阿米巴、血吸虫、蓝氏贾第鞭毛虫所致的肠炎,钩虫或鞭毛虫感染所引起的下消化道出血。炎症性肠病包括溃疡性结肠炎和克罗恩病。

3.血管病变

血管瘤、毛细血管扩张、血管畸形(其中结肠血管扩张常见于老年人,为后天获得,常位于盲肠和右半结肠,可发生大出血)、静脉曲张(注意门静脉高压所引起的罕见部位静脉曲张可见于直肠、结肠和回肠末端)。

4.肠壁结构性病变

憩室(如小肠 Meckel 憩室)、肠重复畸形、肠气囊肿病(多见于高原居民)、肠套叠等。

5.肛门病变

痔和肛裂。

6.全身性疾病

白血病和出血性疾病、风湿性疾病如系统性红斑狼疮、结节性动脉炎、Behcet 病、恶性组织细胞病、尿毒症肠炎等。腹腔临近脏器恶性肿瘤浸润或脓肿破裂侵入肠腔可引起出血。

二、下消化道出血的治疗现状

(一)下消化道出血的诊治程序

(1)先予输血等容量复苏。

(2)胃肠减压管内有血液者,先做胃十二指肠镜检查。

(3)胃肠减压管内无血液者,先作直肠镜检查以排除肛门直肠疾病。

(4)出血停止或减少,作结肠镜检查:①阴性者,观察,如再出血,只能按中等或大量出血处理;②阳性者,作内镜处理,若再出血做肠段切除。

(5)持续中等量出血,作紧急结肠镜检查或作 ^{99m}TcRBC 闪烁扫描:①闪烁扫描阳性者继续行肠系膜血管动脉造影,若发现出血部位可注入药物或栓塞治疗,否则做肠段切除;②闪烁扫描阴性者行手术探查。

(6)持续大量出血,作肠系膜动脉造影,其余处理方案同上述中等量出血者。

(二)下消化道出血的治疗

1.补充血容量

对急性下消化道大出血的患者,首先要及时补充血容量,包括输液、输血浆或全血,可输平衡液或葡萄糖生理盐水。开始输液速度要快,待血压回升后可根据中心静脉压和每小时尿量决定输液速度和种类。出现低血容量性休克时,应尽早输全血。

2.药物止血

常用止血药物包括以下几种,但目前缺乏科学的临床研究评论药物止血的疗效。

(1)生长抑素:善宁 0.6mg 加入 500ml 液体中静滴维持 12h;思他宁 3mg 加入 500ml 液体中静滴维持 12h。

(2)垂体后叶素:通常将垂体后叶素 20U 加入 5%葡萄糖溶液或生理盐水中,20min 内缓慢静脉滴注。垂体后叶素滴注期间应专人监护,限制滴速,慎防心律失常。有冠心病和心肌梗死患者禁用。

(3)巴曲酶:活动性出血时,巴曲酶 1~2kU,肌内注射或静脉注射,每日 1 次。

(4)巴曲亭:一般情况下活动性出血时,可肌内注射或静脉注射 1~2kU,每日 1 次。紧急情况下,可立即静脉注射 1kU,同时肌内注射 1kU。

(5)去甲肾上腺素:去甲肾上腺素 8mg 加入冷生理盐水 200~300ml 中灌肠,必要时可重复应用,对直肠、乙状结肠出血可有止血作用。

3.内镜下止血

(1)局部喷洒药物止血法:经结肠镜器械管道插入导管,对准出血病灶直视下喷洒药物进行止血。该法适用于结肠溃疡、糜烂、炎性病变、癌性溃疡、息肉摘除术后出血等。可酌情选用下列药物:去甲肾上腺素生理盐水溶液、1∶10000 盐酸肾上腺素溶液、孟氏液、组织黏合剂等。

(2)局部注射药物止血法:对较局限的小出血病灶,尤其是血管性病变,可经结肠镜插入内镜注射针进行局部注射治疗。先用生理盐水冲洗出血灶表面,然后在出血灶周围选 2~4 个点,注射时注射针头倾斜 300 插入黏膜下,针头不得与肠壁垂直,以免刺入过深造成肠穿孔。止血药物可选用下列药物:

①1∶10000 盐酸肾上腺素溶液:可在病灶周围选 3~4 个点,每个点黏膜下注射 0.5~1ml。

②高渗氯化钠肾上腺素溶液:该溶液内含有 3.6% NaCl 及 0.005%盐酸肾上腺素溶液,在血管病灶周围选 2~3 个点,每个点注射 1ml。

③无水乙醇:在病灶周围选 3 个点,每个点注射 0.1~0.2ml,观察数分钟,若仍出血,可再注射 1~2 个点。每次注射量不宜超过 0.6~0.8ml,注射量过大易致溃疡。

④硬化剂:1.5%乙氧硬化醇或 0.75%十四烷基磺酸钠,在血管病灶周围选 2~3 个点,各注射硬化剂 0.5ml。

(3)高频电凝血止血法:结肠镜检查发现出血病灶后,用生理盐水或去甲肾上腺素生理盐水冲洗,以除掉血凝块及积血,然后根据病灶性质选用电热活检钳或电凝器止血。

(4)止血夹止血法:此法主要适用于小动脉出血,在内镜直视下经器械管道用持夹器送入止血夹,夹住出血部位,松去持夹器,观察 5min,若无出血可退镜。

(5)氩离子凝固术止血法:氩离子凝固术(APC)是一种新型可控制的非接触性电凝技术,该技术经离子化气体将高频能量传递至靶组织,使该组织表层获得有效凝固效应,从而达到止血和治疗病变的作用。

4.介入性止血治疗

指施行选择性或超选择性血管造影,明确消化道出血部位后,经导管灌注药物或进行栓塞治疗,从而达到止血目的。目前最常用的灌注药物是垂体后叶加压素,成人最佳灌注速度为 0.2U/min,一般情况下肠系膜上动脉灌注速度为 0.2~0.3U/min,肠系膜下动脉为 0.1~

0.2U/min。该药通常在动脉内灌注后 20～30min 减少血流作用最强。

5.选择性动脉栓塞疗法

分暂时性栓塞和永久性栓塞两种,前者用自体组织、吸收性明胶海绵等,后者用聚乙烯醇、硅橡胶小球等。适用于严重下消化道出血但不能手术的患者,可先栓塞,待病情稳定后择期手术。

(三)常见下消化道出血疾病的治疗

1.肠息肉

(1)一般治疗:嘱患者卧床休息,密切监测生命体征,注意病情变化,包括观察神色和肢体皮肤温度,记录血压、脉搏、呼吸、出血量、周围静脉充盈情况、每小时尿量,必要时测定中心静脉压。

(2)补充血容量:首先要及时输注液体、血浆、全血等补充血容量,开始输液速度宜快,待血压回升后可根据中心静脉压和每小时尿量决定输液速度。出现低血容量性休克时,应尽早输全血。如在补充血容量的同时,患者的血压仍较低而危及生命者,可适量静脉滴注多巴胺及间羟胺等血管活性药物,将收缩压暂时维持在 12kPa 以上,以避免低血压时间过长影响重要器官的血流灌注,并为进一步输血和止血争取时间,一般认为,在失血性休克时,应尽快补充血容量,不宜过早使用血管收缩剂。

(3)药物止血治疗

①神经垂体加压素:通常应用垂体后叶素 20U 加入 5％ 葡萄糖溶液或生理盐水中,20min内缓慢静脉滴注,必要时可重复静脉滴注,垂体后叶素滴注期间应专人监护,滴速不可过快,慎防引起心律失常。冠心病和心肌梗死患者属禁忌。垂体后叶素可选择性减少内脏动脉血流,有报道其控制下消化道出血有效率达到 80％ 左右。

②巴曲亭:一般情况下活动性出血时,可肌内注射或静脉滴注 1～2kU,每日 1 次。紧急情况下,可立即注射 1kU,同时肌肉注射 1kU。

③其他:可静脉滴注酚磺乙胺、抗血纤溶芳酸和 6-氨基己酸。前者可减少毛细血管通透性,后两者可抑制纤维蛋白溶解作用。

(4)结肠镜下止血

①高频电凝止血:结肠镜检查发现出血病灶后,用生理盐水或去甲肾上腺素生理盐水冲洗,以除掉血凝块及积血,然后根据病灶性质选用下列电凝方法:①电热火箭钳止血法:操作时电热活检钳直接钳住病灶,并向肠腔内拉起而离开肌层,然后进行电凝,尽量减少电凝时组织损伤。凝固电流指数根据病灶大小而定,每次电凝 1～3s。②电凝器止血法:电凝器有单极、双极、多极三种,其止血原理系电流通过组织时产生热效应,导致组织蛋白凝固而止血。单极可凝固至黏膜下或肌层血管,止血效果好。双极凝固所用的指数级时间虽病灶大小和高频电发生器不同而异。电凝通常自出血病灶周边开始,最后电凝中心部位。电凝头以刚接触病灶表面为宜,切勿压迫太紧,以免电凝后撤出电凝器时撕脱焦痂导致出血。此外,不得在同一部位重复电凝,否则凝固过深造成肠穿孔。在出血的血管上直接电凝可能破坏血管导致更多出血,因此主张将电凝器置于距出血血管周围 2～3mm 处,行环形电凝摘除术后残蒂(长度＞0.5cm)出血。操作方法与一般高频电凝息肉摘除术相似。

②微波凝固止血法:该法通过组织凝固坏死、小血管痉挛、管腔痉挛、凝固血栓形成等,从而达到止血目的,应用于治疗消化道出血,并取得显著的疗效。

③氩离子凝固术(APC):APC 是一种非接触型电凝固技术,利用高频电流以单极技术通过电离的有导电性的氩气(氩离子体)无接触地引导到需要治疗的组织产生凝固效应,内镜下氩气刀的最大优点是凝固深度的自限性,一般不超过 3mm,不会出现穿孔,其次是氩离子束可以自动导向需要治疗的组织表面,而不一定沿氩气流原来的方向,也不一定是喷头所指的方向,它可以进行轴向、侧向和自行逆向凝固,几乎可到病变的每一个角落,对息肉、出血等病灶的处理非常自如,与一般高频电刀相比,有止血快、失血少、无氧化和焦痂等良好效果。

④止血夹止血。

2.结肠癌

对于结直肠癌引起出血者,有药物、内镜和手术治疗等方法。

(1)药物治疗:抗纤溶药物氨甲环酸、6-氨基己酸等能抑制纤维蛋白溶酶原激活因子,使纤维蛋白溶酶原不能被激活为纤维蛋白溶酶,从而抑制纤维蛋白溶解,达到止血的目的;巴曲亭是一种酶性止血剂,具有凝血激酶和凝血酶的作用;维生素 K_1 参与凝血酶原的合成并能促进血浆凝血因子在肝脏合成,血管收缩剂如去甲肾上腺素 8mg 加入冰盐水 100ml 保留灌肠,使出血的小动脉强烈收缩而止血,可在内镜直视下喷洒止血药物,也可采用微波或激光进行凝固止血。

(2)内镜治疗:肿瘤组织发生出血,可在内镜直视下喷洒止血药物,也可采用微波或激光进行凝固止血。

(3)手术治疗:对于内科保守治疗无效者,可考虑外科手术止血。

3.炎症性肠病

(1)止血药物治疗:应用氨甲环酸、6-氨基己酸、巴曲亭、维生素 K_1 等止血药。

(2)除了止血治疗外,溃疡性结肠炎应给予氨基水杨酸制剂(ASP,美沙拉嗪、奥沙拉嗪和八柳氮等)、糖皮质激素、免疫抑制剂等药物;克罗恩病除了给上述药物外,还可给予抗生素治疗(如甲硝唑、环丙沙星等)对控制病情活动有一定疗效,还有抗 TNF-α 单克隆抗体等药物治疗。

(3)手术治疗:大出血内科治疗无效,可行手术治疗,但手术对于克罗恩病而言,术后复发率高。

4.缺血性肠炎

根据发病的原因、病情缓急和严重程度进行治疗,一般为非手术治疗,因病情难于预测,必须住院治疗,及时内科治疗能缓解病情的发展,包括禁食、补液、纠正低血容量,可用血浆、低分子右旋糖酐和葡萄糖降低血液黏度,维持水、电解质平衡,静脉给予营养。如有肠麻痹时,要置胃管胃肠减压。

近年来发现吸氧、罂粟碱、异丙肾上腺素、血管舒缓素、组胺、血清素、血管活性肽和胰升糖素能扩张结肠血管,增加结肠的血流量或组织的氧供。给予广谱抗生素对控制或防止继发感染非常重要。

一般缺血性肠炎经上述治疗后,患者症状很快地缓解,7~10d 痊愈。

慢性发病手术治疗指征:反复发作霉菌症的慢性节段性肠炎;有肠狭窄症状者。

5.肠血管畸形

（1）非手术治疗

①药物治疗：可选择促进肝脏合成凝血酶原，增加血小板数量，抑制纤维蛋白生成的药物。

②介入栓塞治疗：对血管病变所致的下消化道出血安全有效。

③内镜下注射硬化剂、电凝止血或激光照射止血疗法。

（2）手术治疗：手术治疗在肠道血管畸形所致的下消化道出血中具有极其重要的地位，对于反复发生出血者可考虑行手术治疗，手术方法为切除病变肠段。

6.寄生虫病

（1）钩虫病：一旦明确诊断后，服用驱虫药治疗后止血即可停止，再经过适当补铁治疗，预后良好。

①驱虫治疗

a.噻嘧啶：11mg/kg，睡前顿服，连续服 3 天，治愈率达 90％以上，患肝、肾、严重心脏病或发热患者暂缓用药。孕妇及有冠心病及严重胃溃疡病史慎用。

b.复方噻嘧啶：系双羟萘酸嘧啶与澳客太尔混合压片而成。每次 3 片，1 日 2 次，连服 2 天。十二指肠钩虫阴转率为 94.3％～96.7％，美洲钩虫阴转率为 94％

c.甲苯达唑：100～200mg，每日两次，连服 3～4d，钩虫卵阴转率为 98.7％～100％。

d.丙硫苯咪唑：成人，400mg，顿服，隔 10d 再服 1 次。十二指肠钩虫阴转率为 82％～97％，美洲钩虫阴转率为 81％～96％。

e.氟苯咪唑：100mg，每日两次，连服 3～4d，钩虫卵阴转率为 95.6％～100％，剂量不随年龄改变。

②补充铁剂：对于此类贫血患者同时补充铁剂，硫酸亚铁 0.3g 或 10％枸橼酸铁 10ml，每日 3 次，一般治疗 2 个月后贫血可得到纠正，严重贫血可少量输注新鲜血液，另外加强营养支持，宜食富含蛋白质和维生素的食物。

（2）肠鞭虫：治疗鞭虫感染的疗效常与感染程度有关。

①病因治疗：甲苯达唑：公认最好的驱治鞭虫药。100mg，每日 2 次，连服 3 天，必要时可重复使用，治愈率达 90％以上。

氟苯咪唑：200mg，每日早饭后顿服，连服 3 天，治愈率为 91％。

奥客太尔：10mg/kg，每日 2 次，连服 2 天，虫卵阴转率 88％。

噻嘧啶：轻型病例剂量为 15mg/kg 顿服，重型病例可连服 2 天。

②支持治疗：凡明显贫血，营养不良者可给予补充血容量等治疗。

第三节　急性下消化道出血的处理和困惑

急性下消化道出血一般不如上消化道出血凶猛，80％～90％的患者可自行止血或通过非手术止血，急性大量便血引起血流动力学改变发生休克者占少数。对于急性下消化道出血的处理，首先应仔细完成病史询问、体检、化验和相关检查，初步确定出血的病因和部位。对于出血严重,血流动力学不稳定的患者,应在积极复苏同时快速完成各项检查,寻找出血原因,从而采取及时有效的治疗措施。

一、急性下消化出血的初步评估

(一)病史

了解便血情况是诊断下消化道出血的第一步,下消化道出血主要表现为鲜血便、暗红色或黑色大便,病史中要着重了解血便的特点:棕色粪便混有或沾有血迹,出血多来源于乙状结肠、直肠或肛门;大量鲜红色血液,提示出血来自结肠;栗色粪便意味着出血位于右侧结肠或小肠;黑色粪便表示出血来自上消化道。无痛性大量出血,通常提示憩室或血管扩张出血。血性腹泻伴有腹部绞痛、急迫感或里急后重,是炎症性肠病,感染性结肠炎或缺血性结肠炎的特点。另外年龄与便血关系不可忽视,如息肉、肠套叠、急性出血性肠炎多见于儿童、少年,结肠肿瘤及血管病变则常见于中老年人。既往史中,有无类似出血史,以往出血时的检查,诊断及治疗方法也很重要,如血管发育的畸形过去常有出血反复发作的情况。在询问家族史时应注意有无遗传性疾病,如家族性结肠息肉病、出血性毛细血管扩张症和血友病等。

(二)体格检查

一般情况检查,观察贫血貌程度,注意有无皮疹、紫癜、毛细血管扩张;全身浅表淋巴结有无肿大;腹部有无触及肿块,听诊肠鸣音有无改变。特别需要强调的是,急性下消化道出血应常规进行直肠指检,能在出血早期快速发现直肠肛管内病变,简单高效。

(三)实验室检查

血常规(血红蛋白、红细胞计数、血细胞比容、血小板计数);肝功能检查(胆红素、谷丙转氨酶、谷草转氨酶、血清白蛋白、碱性磷酸酶);凝血功能(凝血酶原时间、部分凝血活酶时间、纤维蛋白原)。血尿素氮和血肌酐比值有助于确定消化道出血的位置:95%以上上消化道出血 BUN:Cr>25:1,而90%以下的下消化道出血 BUN:Cr<25:1;怀疑肿瘤者要进行肿瘤标志物检查;疑伤寒者要做血培养及肥达试验。

(四)辅助检查

对于急性下消化道出血目前仍然没有最明确有效的检查方法,美国消化内镜协会指南推荐纤维结肠镜检查作为急性下消化道出血的早期诊断方法,然而该指南并未对何为早期做出定义。因此,对于进行肠镜检查的时机仍然存在争议。其他有效的检查方法有 CT 检查,放射性核素检查,选择性动脉造影,纤维内镜检查,超声检查等。一项国外回顾性研究提示,增强 CT 检查能够帮助决定选择肠镜检查的最佳时机,结肠憩室引起的出血在增强 CT 影像学上表现为肠腔局部因造影剂外泄而出现浓集现象,一旦发现这种结果应立即行纤维结肠镜检查,可以快速明确出血部位进行止血治疗。此外,当增强 CT 影像学结果表现为肠壁的增厚时,出血原因可能为结肠炎性改变或存在结肠占位性病变,在血流动力学稳定后可以择期行肠镜检查。当结肠镜检查找不到出血病灶时,应考虑小肠出血的可能性,对此,选择性动脉造影是非常有效的检查手段,它的检出率能达到40%～78%。

二、急性下消化道出血的非手术治疗

(一)急性下消化道出血导致出血性休克的处理

有以下情况之一出现应考虑为急性大出血:①鲜血便每次达200～300ml。②面色苍白、出冷汗、脉搏 120 次/分以上,收缩压在 90mmHg 以下,一般失血量成人约在 800～1000ml 以上,仍不能使血压、脉搏保持稳定者。

急性下消化道出血失血性休克主要病理生理改变为有效血容量减少,及时补充血容量至关重要,微循环开放导致的毛细血管床扩大是休克的病理生理改变之一,补液时不仅要补充已经丢失的血容量(全血,血浆和水电解质),还要补充由于毛细血管床扩大所增加的液体量。休克发生的时间与微循环开放、毛细血管床扩大的严重程度关系密切,休克发生后,持续的时间愈长,需要补充的血容量愈多。因此,抗休克治疗的早晚直接关系到休克治疗的临床疗效。在确定补液量时,要充分考虑休克发生的时间,并结合血压、脉搏、心律、中心静脉压、实验室检查结果和临床疗效综合判断。通常临床补液过多发生率远高于补液不足,原则上是宁少勿多,分次补足,避免补液过多造成急性左心力衰竭和肺水肿。

补液种类和成分:原则上讲,以补充全血、红细胞或血浆为主,但是,在临床操作过程中输血需要一定时间,最便捷的方法就是补充晶体液和羧甲淀粉,此外,为了降低血液黏滞度改善微循环,主张补充含钠的晶体溶液。含钠溶液不仅能很快纠正功能性细胞外液减少,恢复机体内环境稳定,适量输入含钠溶液还能改善和维护肾小管功能和肾小球率过滤。常用的晶体液有:平衡盐溶液,生理盐水,林格液,5%～10%葡萄糖盐水等,主要是含钠溶液。当然还应补充胶体溶液,胶体液有:全血,红细胞,血浆,各种羧甲淀粉等,胶体液有维持血浆胶体渗透压的作用,防止水分从毛细血管渗出,能维持有效血容量。此外,补充全血和红细胞能提高血液的携氧能力,改善贫血和组织缺氧,避免或改善器官功能障碍;血浆除了能补充各种凝血因子外,还能补充一些抗体;各种羧甲淀粉的产生,除了能有助于维持血浆胶体渗透压、保留血容量、维持血压外,还能缓解血源紧张和短缺的难题。但是,各种晶体和胶体的补充,以维持红细胞压积(HCT)在 30%～35% 为限,主要是考虑避免血液黏滞度增加影响血液循环和重要脏器的灌注。低分子右旋糖酐有扩容、维持血浆渗透压、减少红细胞聚集和防止 DIC 的作用,但可能干扰凝血机制,不宜大量使用。

补液速度:严格意义上讲,对于下消化道出血引起的失血性休克,恢复血容量的速度越快越好,但鉴于患者的心肺功能,盲目快速补液的结果是诱发心力衰竭和急性肺水肿,有心脏器质性病变患者尤为突出。因此,补液速度的快慢是依据不诱发心衰和肺水肿的最快速度,必要时还须借助强心剂预防和纠正左心衰竭。

下消化道出血引起休克进行大量补液时,应严密监测血压、脉搏或心率、尿量、皮肤弹性、口唇干燥和口干的程度等,以便于判断和确定补液的量、种类、成分、补液速度等。CVP 是目前被公认的最能反映和衡量机体容量水平多寡的监测指标,很多情况下将 CVP 值的绝对值作为机体容量水平的主要标志,并依据 CVP 值决定补液量。当然一味地强调 CVP 值并不科学,动态观察 CVP 值变化并结合临床症状综合判断。血管收缩药物虽然可暂时升高血压,但组织缺血加重,尤其是重要脏器缺血,以至于在血压基本正常的情况下也可造成脏器的功能障碍。在急性下消化道出血的治疗中,应慎用血管收缩药物。

(二)纤维内镜下止血治疗

纤维内镜不但是有效的检查方法,通过内镜下止血方法也多种多样,内镜下局部喷洒药物止血:去甲肾上腺素、凝血酶、医用黏合胶喷洒等;高频电凝、激光或微波,钛夹夹闭止血;局部注射止血药物:于出血灶周边注射 1∶1000 肾上腺素液 2～3ml,或用高渗氯化钠与 0.005％的肾上腺素液混合于出血灶局部注射,达到止血目的;硬化剂局部注射,主要使用无水酒精,每次 0.2～0.3ml,注射于病变出血的血管周围,无水酒精注射时要慎重,不宜超过 1ml,以免导致溃疡或穿孔。

(三)选择性血管造影下治疗

下消化道出血尤其是小肠出血,选择性或超选择性动脉造影不仅可明确出血部位和性质,同时可进行有效的止血,治疗方法有药物灌注和栓塞治疗,常用的灌注药物有血管升压素、肾上腺素、去甲肾上腺素和麻黄碱等,血管升压素灌注最常用,但是需要持续用药,且严密观察,其并发症包括低血压、心律失常和心搏骤停等,止血成功后发生再出血的概率有 36％～50％。随着介入技术和材料的发展,超选择性肠系膜动脉栓塞逐步被推广用于急性下消化道出血的治疗,微弹簧圈是目前临床上最常用的栓塞材料,大小仅有 2～5mm,将微弹簧圈通过导丝置入肠系膜血管远端的终末血管分支达到相应区域完成栓塞,止血成功率可以达到 80％～90％,如果发生再出血,可以重复进行栓塞。对消化道出血严重,但又不能手术者,也可先栓塞治疗,待病情稳定后择期手术。栓塞也可作为永久性治疗,适用于小肠动脉畸形、海绵状血管瘤,小动静脉瘘引起的出血等。肠道缺血是栓塞治疗最主要的并发症,发生率在 10％～22％,该并发症通常发生于肠系膜边缘动脉的栓塞后,栓塞的部位应尽量靠近肠系膜动脉终末的直小血管。

三、急性下消化道出血的手术治疗

大多数急性下消化道出血甚至持续性出血患者通过保守治疗能够成功止血,在积极复苏的情况下血流动力学仍然不稳定时,则需要急诊外科手术干预。出血部位及病因明确,非手术治疗病灶处理不满意,根据病情可采取急诊手术或择期手术。

急诊手术的适应证:①大量液体复苏仍然存在低血压或休克无改善。②持续输血(大于 6U 红细胞)的情况下,急诊肠镜检查、动脉造影、放射性核素等检查仍然无法明确出血点。病情稳定,诊断明确,全身情况好转,但继续有出血。③出血同时伴急腹症,如肠梗阻、肠穿孔、肠套叠、急性腹膜炎等。④诊断明确,出血虽已停止,考虑到过去有消化道出血特别是多次出血史,此次属间歇性出血,出血为暂时性停止,可能在短时间内再次大出血。手术在制止出血的同时,根据病情对原发病作相应的处理。对于一些非梗阻性结肠缺血性疾病,尤其是肾衰或重度动脉粥样硬化引起的急性下消化道出血,常常是暴发性出血,如不及时手术,死亡率很高。

对于出血部位诊断明确并且各种保守治疗无效的患者应该行手术治疗,术前精确的定位对手术切除范围至关重要,不要盲目选择结肠次全切术,其术后再出血率高达 33％,死亡率达到 33％～57％。术前有效的检查明确出血部位后进行相应肠段局部切除能有效降低术后死亡率。

手术中应仔细探查整个消化道做到不遗漏。首先排除有无上消化道出血病变,如有可疑出血,可通过术中胃十二指肠镜检查或细针穿刺检查方法排除。积血肠段检查:一般出血位置在积血肠段以上,从积血处向上探查,可发现肿瘤、息肉、憩室等病变,但也不可忽视积血肠段以下部位的探查。小肠出血时大量出血流向结肠,并积在结肠内,有可能会误以为结肠出血,而错误地进行结肠肠段切除。因此,即使整段结肠内充满积血,也不能遗漏掉对小肠的探查,尤其是小肠内也有积血的情况下。肠段隔离法：在积血肠段以上肠管，每隔 50cm 上一肠钳，若病变正在出血，则肠钳间肠段内即可有积血出现，认定病灶处可行肠管切开探查或必要时作切除，并解剖切下肠管，找出出血部位送病理科化验。术中纤维结肠镜检查多用于不明原因的小肠出血，术中在小肠中段切开，将纤维结肠镜经切口分别插入近端和远端小肠，边进镜边观察，退镜时再仔细观察，术中应熄灭手术室灯光，在肠腔外同时观察，以发现病变的部位、数量、大小，尤其对辨认小的血管异常特别重要。

第六章　肛肠科其他常见疾病

第一节　肛　裂

　　根据国内外肛肠解剖专家研究表明,肛裂诊治又有新的进展,值得进一步探讨。其中肛裂的"血管病因学"一节,是从肛肠解剖学角度,引用国外研究资料,证实肛管后区连合部、小动脉支数较少、血管走行相互无交通与吻合。因此,肛管后区皮下层血流灌注压较低,血液灌注量减少,最终引起肛管后区缺血。一旦肛内压增高,肛管后皮下层血液灌注量更加减少,因而导致肛管后区皮下层更加缺血。如在感染的基础上和外伤的作用下,而发生肛管裂伤,进而发展成缺血性溃疡,继续感染就形成感染性溃疡。这一论述为肛裂的发生、发展增添了新的内容,是引起肛裂的又一重要病因之一肛裂的发病因素很多,感染和外伤是前因、缺血就是后果。这是从肛肠解剖学角度验证的,是发生肛裂的内在因素。

　　肛裂是在齿状线以下肛管移行上皮全层裂伤形成纵行的慢性溃疡,称为肛裂,中医称为钩肠痔。临床发病仅次于痔疮居第二位、占肛肠疾病的 5.02%,我国统计男多于女、欧美统计女性多于男性。最近 Hamanel 报道,发病率女性为 25.1%,男性为 7.8%,肛裂发生在后正中多、前正中少。一般不发生在肛管两侧、肛门皲裂多发生在肛周两侧、肛裂多为单发,男女均多发生在后正中,但女性发生在肛门前正中的多。肛裂发病早期发生缺血性溃疡、晚期发生感染性溃疡。肛裂有三大典型症状:一是周期性剧痛;二是便血;三是宿便,伴有裂痔、裂瘘肛乳头肥大(肛乳头瘤)统称"肛裂三联征"。

　　从临床角度验证肛裂的发病,在早年认为是先有裂伤,后有感染。现代认为是先有感染,后有裂伤。肛裂也是从肛隐窝感染而来。肛裂发病是感染-损伤-再感染的病理过程。美国 Nesselrod 首先提出感染是发生肛裂的唯一病因。学者认为所有的肛肠疾病都来源于感染或者与感染有关,肛裂也不例外。近代肛肠病专家经临床验证,也认为肛裂是先有感染后有裂伤的理论。

　　肛裂的发生是因为直肠后区肛腺较多,感染的机会也比较多,引起后正中肛裂也比较多。临床统计发生在后正中的肛裂约占 50%。发生在前正中的肛裂约占 30%。发生在两侧的约占 10%。前后同时发生的占 10%。早在 1880 年法国解剖学家 Hermen 和 Destosse 发现肛腺之后,又经临床学家在实践中也证实肛腺感染的途径,与肛裂感染有着密切的关系。作者在临床实践中认为肛裂都伴有肛窦炎、肛腺感染,也是先由肛窦炎引起感染。这足以说明肛窦炎是引起肛肠疾病的万恶之源。因此学者提出了所有的肛肠疾病都来源于感染或者与感染有关。

　　关于肛管的裂伤,在 20 世纪初 Charll Bzll 曾推论肛裂是在感染的基础上,因干粪便通过炎性肛管时,损伤肛管皮肤引起的裂伤。在临床实践中也证实了这一观点,硬便通过挛缩硬化的内括约肌和炎性肛管时,更易发生肛管皮肤裂伤感染的内因。当然肛管损伤也是不可忽视的外因。但是这种外因必须作用在感染的内因的基础上,而发生肛裂。在新鲜肛裂的基础上继续感染,使肛裂由新鲜肛裂-陈旧性肛裂(没有四联征)-并发症性肛裂伴有四联征的裂痔、裂瘘、炎性肛乳头肥大、(或肛乳头瘤)、肛窦炎等的结局。所以在治疗肛裂中,必须解除内因与外因的因果关系。目前提倡选用内括约肌松解术的切断术或切段术,才是唯一有效的治疗方法。达到既能松解内括约肌痉挛、又能解除肛内高压的二重因素的内在联系,才能改善缺血和控制感染。

Klosterndlfen 曾在 1998 年研究证实,在肛管后联合处有吻合支的仅占 15%,无吻合支占 85%,在肛管后区无吻合支,在肛管后正中形成的缺血区,还证实后正中小血管密度低于前连合的两侧。所以在临床中后位发生肛裂比较多,其次是前正中、两侧发生肛裂比较少。同时认为肛管后区皮下血流灌注压较低与肛内高压有密切关系。同时也证明肛裂的病理和生理学的实质是高肛压和低血流灌注量相互致病的关系。此外,还有 3 个解剖因素也是不可忽视的。①因肛管直肠在排便时,向下的冲力,使后正中承受压力最大,易致肛裂;②内括约肌痉挛和增生硬化易发肛裂;③肛管皮肤因炎症而弹性减弱易发生裂伤,这是感染-裂伤-再感染的恶性循环。Lund 在组织学上,把肛管及内括约肌的血管分布进行了分析,也证明在肛管后正中小动脉支数明显低于前正中和肛管两侧。所以也证实肛管后区血液灌注压低、血液灌注量少,同时也证实肛门动脉穿行内括约肌时与内括约肌纤维呈垂直方向进入括约肌内,一旦内括约肌痉挛压迫血管,更加重肛管后正中联合处缺血。同时内括约肌痉挛压迫进入痔下静脉的血液淤滞,引起痔下静脉扩张。所以临床证实凡有肛裂的患者都伴有内痔的发生。这也充分说明肛管狭窄都伴有内痔。在临床中肛裂患者都伴有静脉曲张性内痔,在直肠脱出肛门松弛的情况下不会引起静脉曲张性内痔。

早在 1853 年 R. C Brorie 在他的《直肠病学讲义》中就明确提出肛门括约肌痉挛与肛裂的形成有直接关系。当排便时,刺激肛裂引起内括约肌的肌痉挛,而产生剧烈的周期性疼痛。临床证实,经手术切断或切段内括约肌,才能治愈肛裂。在临床中,有许多事实证明,内括约肌痉挛是引发肛裂或久治不愈的主要原因。

Gibbons 也认为肛内压升高可致肛管后区皮肤下层缺血,以及肛裂创面内组织和上皮缺乏再生能力,而久治不愈,甚至形成锁扣样瘢痕裂口。

外括约肌深部与耻骨直肠,呈母子肌关系,共同呈"U"字形肌带,向前牵拉形成肛管直肠角(ARA)(简称直肠角)。外括约肌浅部向后牵拉固定肛管直肠角。外括约肌皮下层固定保持直肠角。这是外括约肌三部形成的三肌祥的尖顶祥、中间祥、基底祥的三祥功能。同时外括约肌深部和浅部又组成肛管直肠环和肛管直肠角的双重任务。有学者提出肛门外括约肌浅部起于尾骨,由后向前至肛管后方又分成两条肌束,呈"V"形围绕肛管两侧至肛管前正中汇合成菱形。在前后又形成两个薄弱三角,大便时干便易撕裂引起肛裂。因提肛肌大部分都附着在肛管两侧,具有保护肛管两侧的作用,所以在肛管两侧不易发生肛裂。肛裂发生部位,绝大多数发生在肛管后正中,其次是发生在前正中,有时后前同时发生肛裂,女性因阴道原因可发生在前正中。

肛裂是一种常见病、多发病,患病数仅次于痔疮,中医称为钩肠痔,现在统称为肛裂。肛裂具有四"最"特点：一是疾病最小；二是痛苦最大；三是诊断最易；四是治疗最佳。

从广义上讲，肛门处所有裂口都应称为肛裂，如肛门皲裂，克罗恩病引起的肛门裂口。从狭义上讲，肛裂是指发生在齿线以下肛管皮肤（即解剖学肛管）的裂口，多发生在齿线下和括约肌间沟上的栉膜区。

一、病因

西医认为：肛裂发病因素较多，有感染学说、损伤学说，感染是引起肛裂的重要病因、损伤是引起肛裂的直接原因。肛管感染或肛窦感染后肛裂损伤而致病。目前多数人认为先有感染，后有裂伤的互为因果而致病。肛裂是感染、损伤的综合原因。所以要重视肛窦感染的治疗。肛窦感染是肛肠感染性疾病的万恶之源。因此治疗肛裂时也应同时治疗肛窦炎和肛乳头炎及直肠炎。早在1908年Ball提示过度扩肛引起肛瓣裂：向下延伸的线样创口而形成肛裂。1876年Kjellberg指出中年人发病多。1926年Smetn发现肛裂女性多于男性。1919年Miles认为肛裂可发生在肛管任何部位，但后正中最多，若在肛管两侧发生肛裂，可能是特异性肛裂。如结核性肛裂、克罗恩病肛裂。

二、临床分类

根据1975年全国肛肠学术会议讨论分早期和晚期肛裂。为便于治疗，临床上仍有以新鲜肛裂和陈旧性肛裂之分，也有分度之说，国外有人分急、慢性肛裂之别。学者根据有利于手术方法的选择，将肛裂分为新、陈、并三种肛裂，有助于临床治疗的依据。

1.新鲜性肛裂

即早期肛裂、急性肛裂、一度肛裂。

2.陈旧性肛裂

即中期肛裂、慢性肛裂、二度肛裂。

3.并发症性肛裂

称为三度肛裂即晚期肛裂。常并发裂痔、裂瘘、肛窦炎、裂脓肿、肛乳头炎或肛乳头肥大、肛乳头瘤等（其中有的并发二联征、三联征、四联征、五联征不等）。

有的学者把肛裂分为新鲜性肛裂、单纯性肛裂（即急性肛裂），此期宜长麻扩肛治疗。痉挛期即陈旧性肛裂或慢性肛裂，此期宜侧切或右后位切口行内括约肌切断术。硬化期（即并发症性肛裂），肛管因炎症而硬化，治疗时应行肛管切开术，此期宜一侧斜切术或两侧斜切术或肛管内括约肌或外括约肌皮下部及硬化肛管切开术（肛管粘连分离术），才能达到满意的松弛。

内括约肌属于植物性神经即内脏神经支配，它的感觉性敏感，痛觉性不敏感。而且内括约肌每次收缩最长10s，所以痉挛引起的疼痛时间不长。但是内括约肌痉挛时可引起肛周肛管皮肤、外括约肌、提肛肌、联合纵肌反射性疼痛，所以有人提倡切断内括约肌附加肛管粘连分离术。临床也证明内括约肌切断术和分离术的必要性。当然肛裂切断内括约肌后，必须指诊测试肛管松紧程度，加以扩肛术。

肛管的结缔组织的核心是联合纵肌和联合纵肌纤维，它借丰富的纤维肌性组织伸向肛管周围，连成一个功能体，了解它的起端、位置、止点以及联合纵肌及其纤维和周围组织的关系，有助于理解肛管直肠的解剖和功能，与治疗效果有直接关系。联合纵肌对肛门、肛管、直肠及周围肌肉有支持、固定、括约的作用。同时对肛门疾病的病因、病理和治疗有一定的理论指导、这无疑是继肛腺感染之后又一重大进展。

三、症状与体征

症状：典型的周期性疼痛（或称便后痉挛性疼痛）、便血、便秘、肛痒。

1.疼痛的特点

排便剧痛、排便困难、便后疼痛一时性缓解，而后又开始剧烈痉挛性疼痛，1h后才能缓解，此为内括约肌痉挛所致的痉挛性剧痛，也有人称反跳痛。正确的名称是周期性痉挛性疼痛。

2.便血的特点

粪便附有血液或手纸带血，甚者滴血，但无射血。

3.便秘的特点

多为直肠型便秘，因剧痛恐惧排便，致大便更加干燥，疼痛更加剧烈，形成恶性循环。可想而知因肛裂剧痛不敢吃，不敢便，有何等痛苦。

4.肛痒的特点

伴有裂瘘（皮下瘘）、裂痔、肛乳头肥大、肛窦炎者，分泌物多，刺激肛周皮肤引起皮炎和湿疹而致肛痒。甚至引起肛周皮肤增厚、皮肤变灰色。其特点为夜间瘙痒加重。甚至肛门湿疹、肛门皲裂、肛门瘙痒同时存在。

四、肛裂的好发部位

（1）后正中部：肛裂多好发于肛管后正中，过去认为肛裂在外括约肌皮下部之上，治疗时而误解错误的行外括约肌皮下部切断术。近年来认为肛裂位于内括约肌之上，改行内括约肌切断术或切段术。以往错误的认识，主要是没有认识到内括约肌在麻醉后出现下移而误切。目前明确证实反射刺激所导致的内括约肌痉挛是发生肛裂的主要原因，因此手术应切断内括约肌或切段内括约肌而不是外括约肌皮下部。又因外括约肌皮下部从尾骨起，分左右两部包绕肛管、在肛管前又汇合一起止于耻骨。后正中由于肌肉在直肠前后分开，留有间隙，既是一个薄弱处又是后三角（Minora三角）。由于直肠与肛管角度的关系，后部承受压力大、是裂伤的原因。又因肛门后位肛腺多，容易感染，因此在后正中发生肛裂比较多。

（2）前正中部是肛裂的次发部位，女性多发。但个别病例，前后同时发生肛裂。

（3）肛管两侧发生肛裂的情况比较少见，即使发生也是表浅的新鲜肛裂。

五、临床诊断

根据症状并不困难，一般牵开两臀可见裂口下端和并存的裂痔。不宜做指诊及肛镜检查，必要时可在术前麻醉下检查确诊。

六、鉴别诊断

1.肛门皲裂

肛门皮肤表浅裂开，常为多个裂口，一般不波及肌层，裂口可发生在肛管的任何部位，多发生在两侧肛管上部，少发生在肛管下部。无周期性痉挛性疼痛。常伴有肛周皮肤增生角化。皮肤颜色变灰，伴有难忍的瘙痒。

2.克隆氏病肛裂

除发生肛周脓肿、肛瘘外，也能引起肛裂。其特点裂深边缘潜行、有时两个裂口同时存在，并互相沟通，裂口呈青紫。可发生在肛门任何部位，常与瘘管并存，肛门轻度疼痛，多伴有腹部症状。

3.结核性肛裂

其特点是溃疡底平,边缘潜行,裂口为卵圆形,皮色灰,分泌物臭,可见干酪样坏死组织,无痉挛性疼痛。平时也无疼痛,有结核病史,久治不愈。

4.梅毒性肛裂

将会逐渐增多,其特点肛裂痒,仅有刺痛,有梅毒病史。

5.内括约肌痉挛

内括约肌失弛(即痉挛)所致的肛门疼痛的患者,有类同肛裂的排便困难,但无肛裂体征,肛门指诊可感到括约肌紧张度升高,有夹指感。学者称此为儿童肛门症,可按肛裂行内括约肌切断术或扩肛术。

七、治疗

1.服药法

苍术 10g,槟榔 10g,皂角刺 10g,大黄 10g,桃仁 10g,麻仁 10g,黄连 10g,儿茶 5g。水煎服(学者方)。

2.熏洗法

用于改善肛门血液循环,特别是对微循环有所改善,并可解除括约肌的痉挛。消肿止痛,促进裂口愈合。

(1)硝矾洗剂:朴硝 25g,月石(硼砂)15g,明矾 10g。热水溶化坐浴,学者提倡将药放入痰盂内,用开水溶化先坐上熏 5min,再倒盆内坐浴 5min。

①朴硝为硫酸钠,有微量氯化钠,取其高渗溶液坐浴有消肿排脓之功。

②月石为硼酸钠,有清热解毒、化腐排脓之功。对大肠杆菌、绿脓杆菌、变形杆菌有抑菌作用。对厌氧菌和需氧菌更有效。

③明矾为硫酸钾铝,味酸性涩,外用有燥湿收敛、止痛、止血、去腐生肌之功效、对金葡菌、变形杆菌有抑菌作用、对大肠杆菌、绿脓干菌有杀菌作用,但因含有硫酸钾铝有的学者不同意使用。学者提出:术后选用硝矾洗剂坐浴有防感染消肿止痛作用可以应用。待创口肉芽生长期改用高渗盐水坐浴为好。有消炎促进愈合的作用。关于高锰酸钾液的应用,除肛周脓肿和肛瘘术后选用外,不主张选用,特别对有肛周湿疹的更不要选用,因为它是一种氧化剂,可氧化生长的肉芽组织。花椒水坐浴我们也提出异议,因花椒辣,术后坐浴会刺激内括约肌痉挛疼痛。只用于肛门瘙痒症、肛门皮癣的病例。

(2)丁氏洗剂:马齿苋 30g,乳香 15g,没药 15g,大黄 30g,赤芍 30g,蒲公英 30g,黄檗 15g。水煎熏洗(南京中医院丁泽民方)。

(3)学者洗剂:儿茶 10g,明矾 10g,盐 30g。热水溶化坐浴。也可采用熏坐洗的方法。

3.灌肠法

①大黄 15g,黄连 15g。水煎 100mL 后入儿茶 10g,白矾 10g,保留灌肠。②2%甲硝唑液 50mL 保留灌肠。

4.穴位注射法

长强穴、齿交穴注射阿托品或 654-2,5mg 加丹参 1mL,丁哌卡因 0.3mL 混合溶液注射。

5.长麻指扩术

行内外括约肌局麻后扩肛,使内括约肌纤维在不同部位拉长和拉断等于手术切断术,达到松解的目的,扩肛完成后,取0.18%丁哌卡因9mL加亚甲蓝1mL行肛裂皮内或皮下部注射,可起到长麻止痛作用。必要时加行内括约肌和肛后深部注射。

近年来有人反对采用长麻扩肛治疗肛裂,更不主张扩肛至6指以上。如暴力扩肛,可使内括约肌纤维断裂、出血引起内括约肌纤维硬化和肌纤维之间粘连肌化,弹性舒张减弱、肛管硬化狭窄加重。由于肛门狭窄又引起第二并发症的肛裂。

八、括约肌松解术

有3种切口切断内括约肌的方法。

1.侧切法

适用前后有裂的患者,根据情况,选择弧形切口或放射切口。切口位置应选在右中无血管区。先分离内括约肌与肛管之间,再分离内括约肌与外括约肌皮下部之间,用弯蚊式钳挑出内括约肌钳夹住直视切断,断端无须结扎。

2.斜位切法

学者提倡在截石位的5点位或7点位做内括约肌切断。因为内括约肌在后位粗大切断后松解效果好。最好在左侧斜切为妥,此处血管少,出血少,感染机会少。

3.原位切法

后正中切口有不易愈合的缺点,这主要是因为肛管后正中缺血的原因所导致的,术后不但切口不易愈合,有时在瘢痕基础上再发肛裂,适用于裂口大、溃疡深的后位并发症性肛裂。为避免损伤肛尾韧带,可在裂口偏向侧方切断内括约肌。也可在肛尾韧带纵行切开肛尾韧带的交叉部分,保留直行的肛尾韧带,有扩大肛管的作用,适用于伴有肛门挛缩的患者。

4.挂线疗法

适用于伴有裂瘘的肛裂。用三角针在肛裂内端肛隐窝处进针,经过肛裂底部,包括内括约肌和外括约肌皮下部,从肛裂外端皮肤出针。两端黏膜皮肤切开后,两线合拢结扎,为避免术后疼痛,可在肛裂周围注射长麻。

5.纵切横缝术

适用于后位肛裂,在肛门后正中位置,从齿线上方至肛缘外,作一放射形切口,切除肛裂,再切断内括约肌和外括约肌皮下部。伴有并发症者应同步切除再作横行缝合切口,并在纵切横缝的外侧作弧形切口减压。

6.皮瓣移动术

有指征的部分肛裂,可采用保存内括约肌的术式,可参看相关学者编著的肛肠手术图谱和术式。术式有长方形皮瓣和上窄下宽形皮瓣。切除肛裂同时切断内括约肌和外括约肌皮下部的环行四层的内二层肉束,也可行长麻扩肛术,使内括约肌在不同部位拉长拉断,等于切断内括约肌。

少数肛裂年久形成炎性肛管硬化,可做两侧斜位切口切断内括约肌。也可从齿线连同内括约肌切开切断以达松解,不会发生肛门失禁。

经临床观察,肛裂患者肛管的肛白线(即肌间沟)与齿线间的肛管表皮与内括约肌之间存在环形紧缩组织。因为肛裂的紧缩组织,属于纤维肌性组织,不同于结缔组织,亦不同于肌性组织。它既不是平滑肌,也不是横纹肌,不受神经支配,只有收缩性能,没有舒张功能,所以术时必须切断环形紧缩环(即栉膜区组织受炎症刺激而增厚形成的栉膜带),术后疗效才能显著。近代认为只有栉膜,没有栉膜带一称,实质是内括约肌痉挛,术中要求行内括约全切断术,不主张内括约肌部分切断,部分切断等于没切断。

肛裂的治疗方法很多,各自有它的特点,但必须因人因病选择运用,根据自制药物的特点灵活应用。有的用无水酒精、肛裂液、消痔灵在裂下注射治疗。肛裂并存的内痔、混合痔和外痔可同步手术治疗。

九、对陈旧性和并发症性肛裂的手术治疗

肛裂也是肛肠病中常见病、多发病,仅次于肛痔,多发生在中青年女性。所有肛裂都有程度不同的周期性剧痛(痉挛性疼痛)或反跳性疼痛、便秘、便血、肛门潮湿、肛门瘙痒几大症状。由于后正中肛腺多又是易感染区,所以后正中肛裂发生得多。其次是前正中、侧位极少。也有前后裂同时并存。在治疗时要和肛门皲裂区别,皲裂多发生在侧位,裂口多表浅,不波及肌层,无周期性疼痛,以肛门剧痒为主,肛门周围皮肤增厚,变灰色。因两者发病原因不同,治疗方法也截然不同,前者手术治疗为主,后者注射长效止痒剂,局部涂癣药膏,因为加热可使皮肤吸收药物增加,产生最佳疗效。

1.手术方法

(1)侧位切法:选在右中少血管区。

(2)斜位切法:选在左后少血管区切口。

(3)原位切法:选在后正中切口或后位肛裂旁侧切。

(4)两侧切法:选在左后右后斜切。侧切和斜切,有用放射状切口,有用弧形切口,学者主张选用放射状斜位切口,即截石位的4点位和7点位。术中要根据内括约肌纤维化程度不同选用内括约肌切断术和内括约肌切段术。根据内括约肌挛缩程度不同,采用部分切断术和全切断术。学者主张采用全切断术,不提倡采用内括约肌部分切断。内括约肌切断有直视切断法和盲视切断法。学者强调挑出内括约肌,直视下切断,不损伤正常肌纤维组织。

2.术式选择指征

(1)前后位陈旧性肛裂:选右中侧切术,用弯蚊式钳,先分离内括约肌与肛管之间,再分离内括约肌与外括约肌皮下之间,随即用弯蚊式钳挑出内括约肌。直视下用仪器切断,既不出血,又能防止再愈合。

(2)后位陈旧性裂:选后斜位放射状切口,同法分离切断内括约肌。因内括约肌在后部粗大,收缩力强,切断后松解效果最佳。

(3)后位并症性肛裂:选原位切口行内括肌切断术。先切除裂痔和裂缘,如有乳头肥大、乳头瘤不要遗漏,同步切除,在后正中旁切断内括约肌。如有裂瘘,应从隐窝切开至肛缘敞开引流。

(4)感染裂伤再感染的肛裂,因炎症长时间刺激,已形成狭窄。如一侧内括约肌切断,仍不能充分松弛,此时必须采用两侧斜位切断,才能达到有效松解。对个别肛裂已形成瘢痕性狭窄者,单纯行内括约肌切断,仍不能使肛门扩大,可采取从后位肛隐窝连同内括约肌、肛管、外括

约肌皮下部同步切开。切口要够大,有利于引流和愈合。

皮瓣移动术的适应证,是晚期、陈旧性肛裂的早期,成活率高。

第二节　痔

"痔"又称痔疮,中医称肛痔。人们对痔的认识已有四千年历史,痔是人类特有的疾病,仍是当今社会的常见病、多发病,居肛肠病首位,直接影响人们身心健康。痔的分类复杂、形状各异。长期以来有关痔的学说层出不穷。痔的基础理论和临床实践,在争议中不断发展得到提高和更新。现代理论取代传统理论,新的技术得到提高和普及,提出有科学性的新概念、新理论、新技术、新术式。

从 18 世纪,痔就被认为在直肠下端,在直肠黏膜下层,存在丰富的痔上静脉丛是正常痔组织,一旦引起痔静丛病理改变就是痔,在直肠的下层引起痔静脉曲张性内痔。在肛管皮下层也存在丰富的痔下静脉丛,引起静脉曲张性外痔。在肛周皮下层有结缔组织外痔,即皮垂外痔。在右前、右后、左中,3、7、11 点位,有 3 个母痔区即静脉曲张性内痔(主痔)。子痔在直肠固有层的 12 点位、14 点位、16 点位、18 点位、20 点位,有五个子痔区(副痔)。在各种内因和外因的作用下,在一处或多处发生痔静脉丛迂曲、扩张、淤血、出血、痔脱出形成痔疮。在肛垫直肠肌板层感觉神经末梢感受器极为丰富。这些神经感受器是肛门反射中的重要组织,当大便临近肛门时,能起到报警作用,肛垫三瓣功能比齿线的功能还敏感.也是排便反应中不可缺少的组织结构。如完全切除肛垫或扩大切除肛垫,就会引起感觉性排便失禁,所以不提倡行痔扩大切除或扩大痔结扎,要采用保存肛垫的术式。痔的手术治疗,必须将肛垫的解剖弄明白,才能正确理解痔的解剖和痔的分类、分型、分性、分度之间的关系,才能知道如何手术治痔。

肛垫的三瓣括约功能,比齿线更重要,所以痔的手术,不可随意切除肛垫或扩大切除肛垫。应采用保留肛垫的术式,即保存 Treitz 肌的术式。

肛垫与内痔静脉丛(痔上 V 丛)同在一个方位的 3、7、11 点位,但不在同一个层次内,肛垫在 3、7、11 点位的直肠肌板层,内痔静脉丛在 3、7、11 点位的直肠黏膜下层。5 个子痔是从母痔血管分出的 5 个子痔静脉丛进入直肠固有层的 12 点位、14 点位、17 点位、18 点位、21 点位。

肛垫与痔的解剖:肛垫位于截石位 3、7、11 点位的直肠肌板层。母痔(主痔)静脉丛也位于直肠黏膜下层的 3、7、11 点位,肛垫和痔上静脉丛都在同一个方位但不在同一层次。肛垫在直肠肌板层,痔上静脉丛在直肠黏膜下层,这是两者的层次区别。子痔(副痔)从母痔静脉丛分出的子痔静脉丛位于直肠固有层的 12 点位、14 点位、16 点位和 18 点位、21 点位。一旦肛垫下移,痔静脉丛迂曲、扩张、下垂、出血就引起痔疮,就需要治疗包括手术治疗。

一、直肠组织结构

早年将直肠分为四层:直肠黏膜皮肤层、直肠黏膜下层、直肠肌层和直肠外膜或浆膜层。直肠黏膜皮肤层包括直肠黏膜固有层和直肠肌板层。

直肠颈分 6 层,从内向外为:①直肠黏膜层;②直肠固有层(子痔所在部位于截石位 12 点位、14 点位、17 点位、18 点位、21 点位。直肠黏膜下层是母痔所在部位,在截石位 3 点位(即

15 点位）、7 点位（即 19 点位）、11 点位（即 23 点位）是母痔部位。

因为两种直肠黏膜层的分法比较混乱，所以，作者为手术应用方便起见，将直肠颈组织结构分为平行的六层分类法，有利于手术和注射硬化萎缩剂认症的标记。

1.第一层是直肠颈部的直肠黏膜层

肠腺分泌的肠液，起滑润作用。

2.第二层是直肠颈部的直肠固有层

是子痔静脉丛的子痔区。子痔静脉丛是由母痔静脉丛分出的分支进入直肠固有层，是注射硬化萎缩剂消痔灵的四步注射法的第三步（部）。

3.第三层是直肠颈部的直肠肌板层

Tneitz 肌纤维进入肌板层，是网络肛垫的支架，同在直肠颈的 3、7、11 点位。

4.第四层是直肠黏膜下层

是网络内痔静脉丛，是痔上动脉和痔内静脉丛的母痔区，静脉曲张性内痔就发生在这一层，是发生母痔的所在部位，是多发性内痔的部位，是内痔注射硬化萎缩剂的第四步（部）注射法的第二步，也是重要的一步，也是发生直肠黏膜下层脓肿的所在部位。

5.第五层是直肠颈部的直肠肌层

内层为直肠环肌层，向下延伸构成肛门内括约肌层。外层是直肠纵肌，是构成联合纵肌的内侧环形纵肌层。

6.第六层是直肠颈部的直肠外膜层

插肛门镜检查时不会引起肠穿孔。直肠膨大部前面和两侧有腹膜覆盖，插乙状结肠镜时易发生直肠穿孔。直肠颈部只有外膜层，是腹膜外直肠颈部，即使发生穿孔，也不会引起腹膜炎，只能引起臀部脓肿。曾遇 1 例直肠息肉，选用激光烧灼直肠息肉时，只将腹膜外的直肠颈外膜层烧穿孔，引起患侧臀部感染形成大脓肿没有引起腹膜炎，臀部采用多切口引流、冲洗，用长纱布条堵塞穿孔的内口，不让粪便进入脓腔，脓腔逐渐缩小，穿孔逐渐愈口，切口愈合而愈。

直肠解剖，直肠并不垂直，有两个曲：一是骶曲，二是会阴曲。还有 3 个直肠横瓣：左上瓣、右中瓣、左下瓣，中瓣大而厚，号称第三括约肌。恰好与三个母区位置相反（左前、左后、右中）应注意区别。直肠有三个狭窄部：第一狭窄部是乙状结肠与直肠膨大部连接的位置，也是直肠癌的好发部位；二是直肠膨大部与直肠颈部的连接部，也是直肠癌和直肠息肉好发部位，也是第二个狭窄部；三是齿状线，是第三个狭窄部。直肠约 12cm 长。肛门的周径约 13cm，直肠直径为 3cm。乙状结肠是储存粪便的部位，平时直肠膨大部是空虚的。一旦结肠蠕动力大，腹压增加，将粪便推入直肠膨大部，刺激排便感觉器，产生便意感。在腹压增加和直肠内压增加，将直肠膨大部的粪便推进直肠颈部。肛门内括约肌受肛门外括约肌皮下层的启动，通过肛管直肠环和肛管直肠角的舒张，粪便即可排出。另外，直肠膨大部有吸收少量水分和吸收药物的功能。

二、"痔"

痔又称痔疮，因内痔只有静脉曲张性内痔种。静脉曲张性外痔位于肛管皮下层、结缔组织，外痔位于肛周皮下层和静脉曲张性混合痔是固有的静脉曲张性内痔与固有的静脉曲张性外痔、跨越齿线融合、形成的混合痔没有固有的混合痔，是肛肠五大疾病之一，居肛肠病首位。

但是痔与裂痔不同,裂痔是肛裂的并发症之一。裂痔虽为结缔组织,但与结缔组织外痔(即皮垂外痔)是截然不同的概念,是两种疾病,不能混为一谈,在诊断上必须加以鉴别。虽然在组织结构上和结缔组织外痔相似,但不属于痔疮的范畴。裂痔是肛裂的并发症,属于五联征范围(裂痔、裂瘘、裂脓肿、肛乳头瘤、肛窦炎)。内痔分三期、三型、三性。三期分法基本同三度的分法。内痔发病最多,占 59.86%,混合痔占 24.13%,外痔占 16.01%。环形内痔、环形混合痔临床发病也并非少见。

据国内外肛肠病学者对痔本质的认识,从不同的见解逐步达到统一的认识,同意痔静脉丛是人体正常组织,但是出现疼痛、出血、脱出,甚至嵌顿等症状和体征就是病,就需要非手术治疗或必要的手术治疗。学者认为痔发病最多,病因最复杂,术式多种多样。分类最乱、治疗最难,尚需全国统一的分类。

随着肛肠专业的发展,痔的新概念的出现,"十人九痔"的说法正在被学者们所质疑。美国肛肠专家就提出痔不是病,是正常组织。哈斯博士认为痔是人体的正常组织,只有痔出现症状和体征时,才被认为是一种病态,称为痔疮。我国张东铭教授也认为这一观点是正确的。

有的学者把母痔称为原发性内痔,把子痔称为继发性内痔。原发性内痔即母痔(主痔)在3、7、11 点位的右前、右后、左中。继发性内痔即子痔(副痔),在 12 点位、14 点位、17 点位、18点位、21 点位。"母痔"血管与直肠上动脉主要分支和洞状静脉(窦状静脉)解剖位置相关。"子痔"静脉丛在直肠固有层,是母痔血管分支的连代关系。

内痔主要症状,有便血,有脱出,也可以说是下消化道出血的一种,有纸血,有滴血,有射血,临床常常需要和直肠息肉和肛裂出血、直肠癌出血相鉴别。首先要了解血便的色泽、血量及伴随的症状和体征。直肠癌便血是黏液血便,伴有排便不尽感和里急后重的便次增多。直肠息肉是无痛性新鲜血便,有时伴有息肉脱出,多发于青少年和儿童。肛裂以周期性肛门痛为主。痔出血多时,可引起严重失血性贫血,血色素可降至 3g 或 6g 不等。术中痔结扎后血色素很快恢复正常。

内痔分期:①一期内痔,易出血,痔不脱出,属于血管肿型的内痔,呈杨梅样痔,适用硬化萎缩剂的消痔灵为注射治疗。学者在注射硬化萎缩剂之后,在痔核的表面上用仪器电凝,加强肛垫黏膜瘢痕形成,防止痔出血,痔脱出。②二期内痔,静脉曲张型内痔即静脉瘤型内痔,间歇性出血和痔脱出同时存在。内痔在排便后出血,多为中期。③三期内痔,排便出血次数减少,痔脱出次数增多,都属于静脉曲张型内痔,多为纤维化型,排便时痔脱出加重,痔出血减少。需医生还纳,多为晚期内痔。学者提出在内痔结扎后,不剪除结扎后的痔组织以免结扎线脱落引起大出血。术后提倡用"丁"字带固定,是防止术后出血的有效方法。临床经验证明:三期单发内痔、单发混合痔和多发混合痔,环形混合痔的治疗,以内痔为主的混合痔手术治疗方法做外痔部分"V"切口,将痔剥离修剪至齿线上。内痔可再用仪器电凝或电切内痔部分,或结扎加消痔灵注射。以外痔为主的混合痔,宜外痔切除,内痔结扎或硬化剂注射。

孕妇期间易发生内痔脱出、外痔血栓形成,如能用非手术治愈更好。如必须手术治疗也是可行的。孕妇期间必须手术时要注意在前三个月手术会引起流产,在后三个月手术易引起早产,最好是在孕期四个月手术最安全。但急症手术任何时间都可以进行。学者在对即将分娩孕期全程手术中还用硬膜外麻醉都没发生意外流产和早产。有的糖尿病酮症酸中毒患者出现大出血,血色素已降至 3g,严重出血性贫血,术后血色素很快恢复正常。

　　总之,痔的概念尚未完全定论,从 18 世纪开始,"痔"就被认为在直肠下端的直肠黏膜下层有内痔静脉丛和肛管皮下层,痔下静脉丛。痔上静脉丛,是发生内痔部位,痔下静脉丛是发生外痔部位。痔右支又分为二级分支即为右前支先右后支即为右后支和痔左(中)支(即右前、右后、右中三个母痔区)。在多种内因和外因的作用下,在截石位的 3、7、11 点位的母痔区发生痔静脉丛迂曲、扩张、淤血、出血、脱出就形成不同的三期或三度静脉曲张性内痔。早在 19 世纪,法国解剖学家 Bemard 认为直肠柱区下端,呈海绵状结构。又在 20 世纪 60 年代,德国学者 Stelzner、Staubesand、Thalesius 等人,对直肠柱(肛柱)区的 8 个直肠柱中,在 3、7、11 点位的直肠柱比较粗大,是母痔区直肠柱;5 个子痔区直肠柱较小。组织学研究表明:三个母痔区、肛垫(直肠垫)也大,直肠柱也大,并非直肠肌板层和直肠黏膜下层的一般性组织增生。肛垫包含有与直肠不同的直肠黏膜上皮和血管,以及纤维肌性组织,直肠肌板层的 Treitz 氏肌纤维,也为肌性纤维组织,在肛垫内,呈网状结构附于 3、7、11 点位的直肠肌板层。缠绕直肠黏膜下层的内痔静脉丛,构成支架。网络痔静脉丛,又将肛垫悬吊固定在内括约肌上。肛垫黏膜呈紫红色,其上皮感觉神经末梢感受器极为丰富。这些神经感受器,是肛门反射中的重要组织,对大便临近肛门时,能起到报警功能,是排便反应中不可缺少的组织结构,术中应加以保护肛垫。如完全切除或扩大切除肛垫,就会引起感觉性排便失禁,所以,术中提倡在切除或结扎内痔时,要宁少勿多的切除,做到保存肛垫的术式。此外,尚有躯体型感觉神经跨越齿线,延伸至肛垫下缘。肛垫的神经分布,不同于肛管皮肤和直肠黏膜组织,有与口唇的神经相似之处。

　　肛垫三瓣的括约功能比齿线更重要,是不可替代的组织结构。在术中应保护肛垫。Trcitz 氏肌是肛垫(衬垫直肠垫)的支持组织,更不能轻易损伤。Miles 曾在 1919 年提出,痔上动脉分出左右两支,其右支又分出右前、右后 2 支,其左支不分支而直下为左中支,其右前支是独立的分支不分出分支,分布于 3、7、11 点位的痔区,并强调此种分支与母痔的成因有关,是母痔的好发部位。子痔是以母痔血管分出的分支进入直肠固有层,成为子痔静脉丛。近 50 年来又认为,人们盲目沿用这一观点,直到 1965 年 Michls 将痔上动脉分为四型,未见有 Miles 所述类型,这一类型又被改变。Foster、森志彦指出,痔上动脉的左、右支均可各自分出前支和后支。张东铭教授,在 1986 年,曾解剖观察 76 例尸体解剖,发现与 Miles 描述的右前、右后及左中,有三支型者仅见 5 例。认为 Miles 用直肠上动脉的分支模式来解释内痔的好发部位,缺乏解剖学的理论支持。现已证实,肛垫的动脉,主要来自直肠下动脉(即痔中动脉)和肛门动脉(即痔下动脉),直肠上动脉一般不参与肛垫的解剖。肛垫的三分叶排列与直肠上动脉的分支模式无关,从此否定传统概念的"痔区微血管的密度不一"的说法。由于分布于右前、右后和左中(左侧)的血管特别密集,所以母痔好发于右前、右后、左中的说法受到质疑,弄的肛肠学者无从说起,影响手术的开展。

　　肛垫与痔:在一个方位、两个不同的层次。"肛垫"在直肠肌板层,"母痔"在直肠黏膜下层、子痔在直肠固有层,一旦肛垫下移,痔静脉丛迂曲、扩张、下垂、出血就引起痔疮,就不能一律说痔不手术。

　　肛垫黏膜内结缔组织有两种:一种是支持性结缔组织,是直肠黏膜层、直肠固有层和直肠肌板层;二是稳定性结缔组织,是联合纵肌纤维,穿经内括约肌,进入肛垫的纤维,形成骨架(即网络支架),在内括约肌的内侧面,形成一层有胶原纤维、弹性(性)纤维与平滑肌纤维相混合的纤维肌性组织、进入 3、7、11 点的直肠机板层。

1853 年 Treitz 教授对此种纤维首先描述,故称 Treitz 氏肌,又称直肠黏膜下肌。Thomson 观察此种纤维肌性组织,在肛垫内的分布方式呈网络状结构网络缠绕直肠黏膜下层的内痔静脉丛,构成一个位于盆底支持性框架,将肛垫固定在内括约肌之上,网络直肠黏膜下层的痔静脉丛。

临床应用硬化萎缩剂(消痔灵),治疗内痔时,就是注射在直肠黏膜下层,使内痔静脉丛硬化萎缩,可使痔复位、粘连、萎缩、固定,又可防止肛垫滑脱,使肛垫一复位、二粘连、三萎缩、四固定。所以在注射疗法时,也可将硬化萎缩剂注射到直肠肌层周围少许。有加强肛垫固定作用,使直肠黏膜下层痔静脉丛还纳、萎缩、固定,并可防止肛垫滑脱。坏死脱落剂(痔全息)注射在内痔中间使内痔坏死、脱落。

Brnes,Miles,Srch 等学者早就观察到肛管狭窄,可影响正常排便功能,在排便的过程可使腹压增加,间接地使肛内压及肛垫内压升高,影响痔动、静脉功能,而导致痔的形成和加重。比如,临床以肛裂和脱肛为例,凡患有肛裂的患者,内括约肌均有挛缩,都伴有静脉曲张性内痔。凡患有脱肛的患者,肛门内括约肌均有松弛,不伴有内痔。

作者认为,正确的诊断,来源于准确的检查。规范的治疗(手术),来源于正确的诊断。痔疮的正确诊断和规范的手术治疗,比任何肛肠疾病都复杂。每个人患痔疮的期、度、性、型都不相同,就是一个患者患两个痔疮,也不尽相同,所以选择式式,比较困难,因为痔疮是多种因素、多种原因、多种型态的疾病。

中华医学会外科分会肛肠外科学组,召开痔诊治暂行标准讨论会认为:痔是肛垫病理性肥大移位(下移),而引起直肠下段直肠黏膜下层痔静脉丛、迂曲、扩张、血流、瘀滞,形成的静脉曲张型内痔。Heighley 教授也称为"病痔"。有的学者又称为症状性痔。也有的学者认为肛垫和直肠黏膜下层,有丰富的动脉和静脉吻合支,因肛垫静脉丛的静脉血动脉化是动脉压力升高所致,所以痔出血是动脉血,呈鲜红色的动脉血。肛垫内的动脉和静脉吻合的开放和闭合是交替进行的,每分钟可开放 8～10 次不等。由于动、静脉吻合血管的自由开放,对肛垫的温度与血流量的调节为主要功能。所以手术时不能过度切除肛垫,要注意保存肛垫的重要性。所以有的学者认为,肛垫与痔不宜混淆造成理论上的误导,在诊断和治疗上造成混乱。痔是病和痔不是病尚有争议,有待解剖学者和临床学者共同进一步研究,达到统一认识。

有教授认为:"痔不是病"理念,是"痔非病"论,是反对"肛垫等于痔"的偷换概念。张有生教授认为:"痔"就是病,不存在"生理性痔"。如果说有生理性痔,"痔"又陷入"痔不是病"的理念,痔的意义又无法可言。荣文舟教授认为,痔与肛垫的理论不宜混淆,肛垫与痔是两种概念。黄莛庭教授,认为"肛垫等同于痔",犹如把胆囊等同于胆囊结石,把结肠等同于结肠息肉。作者认为肛垫与痔静脉丛同在一个方位,但不在一个层次,肛垫在直肠肌板层,痔静脉丛在直肠黏膜下层。

成都召开的痔诊断标准研讨会,又对痔做出了明确的定义,认为痔是肛垫病理性肥大、移位、又引起痔静脉丛迂曲、出血、疼痛、脱出,甚至引起嵌顿,才被称为痔或"症状性痔"或痔病。存在不同见解是正常的,痔的定义有待于解剖学者与临床学者或解剖学者与解剖学者,临床学者与临床学者在争议中通过研讨,逐步达到统一。

痔的分类、分期、分性、分型的临床意义非常重要,直接关系到临床诊断和手术选择的依据:①环形内痔(即 3 个母痔与 5 个子痔同时发病)。②环型混合痔,正常的齿线有重要的生理功能,不能轻易损伤和切除。但是齿线一旦因混合痔脱出肛外,已失去齿线的正常功能。齿线就没有保存的价值。

四步注射法:第一步在痔上动脉区是截流;第二步在直肠黏膜下层是分流;第三步是在直肠固有层是分流;第四步是在痔的下缘是断流。将红顶移至断流后。

三、消痔灵的临床应用

消痔灵注射治疗,一期、二期内痔,具有简单、安全、无痛苦、无并发症和后遗症的优点,在近、远期疗效都比较好。用利多卡因和丁哌卡因与消痔灵配成 1∶1(等比),也可重点选用 2∶1(高比),也可配成 1∶2(低比),在临床中根据痔的形、性不同,灵活运用。

1.注射方法

一针二步注射法:就是一针注射到直肠黏膜下层和直肠固有层。对一期内痔伴有出血者,采用痔上动脉区注射直肠黏膜下层和直肠固有层的二步注射法。

痔上动脉区注射硬化萎缩剂的消痔灵,操作方式不能统一可根据医生的经验进行注射。作者提倡在消痔灵液内加少许肾上腺素,可使硬化萎缩剂的消痔灵液在痔的局部产生强化作用,达到最佳疗效,又能防止硬化萎缩剂,注入血管内,流向门静脉引起门静脉炎,甚至进入肝脏引起肝坏死。采用四步注射法:在第四步注射完后,再向痔后方注射少量消痔灵,可以使痔上提固定,加强疗效。因为直肠上动脉、直肠下动脉、肛门动脉、痔上静脉、痔下静脉、窦状静脉(洞状静脉)集中在齿线上的三个母痔区的痔静脉丛,可达到断流、滞流、分流和截流的目的。

2.对二期内痔和三期内痔,消痔灵注射的方法

学者在四步(部)注射法,又分别应用不同的消痔灵的比例。第一步(部)选用 1∶1(等比),第二步和第三步选用 2∶1(高比),第四步选用 1∶3(低比)。虽操作烦琐,但效果很好,值得在手术中采用。

四步(部)注射法:也有一定的理论基础,是在一针双层注射法的基础上衍变而来的。又根据肛肠解剖的层次和医生的经验改进而来的,可以灵活应用。第一步采用 1∶1 浓度(即等比)的消痔灵注射在痔上动脉和伴行痔静脉区,可称为截流。第二步注射在直肠黏膜下层痔静脉丛周围,是母痔静脉丛区,用针管回吸无血液,不能注射到血管内。第三步注射到直肠固有层,是子痔(副痔)静脉丛区,可称为分流或滞流。第四步位于齿线上部、痔核下部的洞状静脉区(又称窦状静脉区),可称为断流。要注意不能注射到内外括约肌内,以免发生肛门括约肌硬化,引起肛门狭窄,由于肛门狭窄又并发肛裂。作者在四步注射的基础上,又改进在第一步选用1∶1(等比)消痔灵液 2mL 注射在痔上部直肠黏膜下层的痔上动脉区。在第二步先注射在直肠环肌层少许后,在注射到痔区的直肠黏膜下层,选用 2∶1(即高比)的消痔灵 2mL。第三步退针至直肠黏膜固有层注射 1mL。第四步注射在齿线上、痔核下之间注射到直肠黏膜下层1∶2(低比)1mL 消痔灵,必要时再向痔后方注射适量消痔灵。

作者强调,在消痔灵液内加少许肾上腺素,可使硬化萎缩剂在内痔产生最佳疗效,又能防止硬化剂流经门静脉引起门静脉无菌炎症。也有的学者主张应用短效的普鲁卡因、中效的利

多卡因、长效的丁哌卡因合用。普鲁卡因为短效,但发生麻醉时间快而且可以联合应用、取长补短。利多卡为中效痔药,丁哌卡因为长效麻药,达到不间断的麻醉作用。

应用美兰长效止痛剂有两个缺点:一是注射后常发生反跳疼痛。而丁哌卡因为长效麻药,麻醉生效缓慢,持续麻醉时间长。又因丁哌卡因是长效麻药,麻醉作用持续 4h 以上。美兰是破坏神经鞘(对末梢神经髓质破坏后产生止痛作用),需要 4h 才能发生止痛效果,所以这种联合注射后不发生反跳痛。长麻过程是"潜伏期—长麻期—恢复期"3 个过程,不留反跳空间引起的剧痛。

3.注射疗法注意事项

(1)进针至直肠黏膜下层,必须抽吸无回血后,再注射硬化萎缩剂,以免注射到血管内引起门静脉炎,甚至发生血栓引起肝坏死,特别对伴有肝硬化的患者,更应慎用。

(2)有学者主张在消痔灵液内加肾上腺素,使硬化萎缩剂在痔核内保留硬化萎缩的有效浓度,使药液在痔内发挥最佳作用。同时还有预防药物过敏反应性头晕的作用。

(3)在注射第四步时,有意加亚甲蓝,防止硬化萎缩剂刺激内括约肌引起术后痉挛性疼痛。

(4)在施术中要掌握 5 度:一是注射液的浓度,要根据个人的经验和习惯选用浓度的原则,如高浓度大剂量易引起坏死,溃疡出血。二是注射的深浅度,应该准确注射到应该注射的部位,宁深勿浅的原则。三是注射的均匀度,防止痔核药物作用不完全。四是注射的速度,宁慢勿快的原则。五是注射的量度,宁多勿少的原则。

(5)注射硬化剂后,我们不主张按摩,可使药液在病位部加强疗效。

(6)有的学者采用低浓度、大剂量一次性注射,也有人采用小剂量、高浓度,使药物炎症反应阶段化、持续化、局限化。

(四)复方明矾注射液注射的全过程

(1)以前应用明矾注射液,现在用复方明矾注射液,疗效更好,值得临床应用。

(2)复方明矾注射液的配制:医用明矾 3.5g,枸橼酸钠 5g,石炭酸 2g、甘油 20mL、蒸馏水 80mL。将几种粉剂置入蒸馏水中溶解,再煮沸 10min,放置后取澄清液而后再过滤。调整 pH 值为中性,再经三号玻璃滤球滤过后分装于 5mL 或 10mL 安瓿瓶中,密封后,高压消毒,30min 呈白色澄清液备用。

(3)药理作用:医用明矾是中医中药长期应用治疗内痔的有效方剂,其药方成分是硫酸钾铝中的钾离子,有强烈的血管收缩作用,治疗内痔出血,延缓组织对中药的吸收,使痔核硬化萎缩。铝离子有强烈的致炎作用,使痔血管机化,闭塞痔静脉丛。

苯酚:是西欧和日本治疗内痔的有效方药,有收敛作用,能使蛋白质凝固,可使血管收缩止血作用,并有抑菌和抗渗出作用。

枸橼酸钠:可防止铝离子和氢氧根结合,产生氢氧化铝沉淀,可使药液的性质稳定。

甘油:有延缓组织吸收,并有轻度无菌性炎症作用,使痔粘连固定,不引起坏死,以上配方具有收缩血管、止血、抑菌、防腐、止痛,使痔硬化萎缩。

(五)痔手术的治疗

1.术前的准备

必要时开塞露通便,手术前口服苯巴比妥纳或肌内注射地西泮。

2.麻醉的选择

可选用简易快速骶管麻,采用利多卡因和丁哌卡因。也可应用局麻,局麻加副肾可延长麻醉时间,具有皮肤末梢神经浸润麻醉和小神经干阻滞麻醉。可选用侧位或截石位麻醉和手术。待麻醉生效后,在母痔两侧钳夹剪开,在两钳间剪开脱出的环形混合痔,并在皮肤与黏膜之间缝合一针,完成分段,提起母痔横夹,在钳下贯穿缝合结扎,同法处理其他部段,术终在明视下,将内括约肌挑出,用仪器切断,既能止血,又能防止内括约肌再愈合。

3.术后处理

患者最怕术后疼痛,医生最怕术后出血,必须严密观察及时处理。术终应用长效止痛剂,又称长效麻醉剂,可在术中追加麻醉,也可用于手术后止痛,也可用于手术中麻醉和术后止痛。根据需要可配制成1∶3的亚甲蓝液即亚甲蓝1mL和中效利多卡因3mL,长效丁哌卡因6mL生理盐水4mL。因亚甲蓝4小时后才能破坏末梢神经髓质(即神经鞘),中间不发生反跳痛,所以在配制方法上,必须用长效丁哌卡因。

痔的手术治疗,要根据内痔、外痔、混合痔症状和体征,选用有指征的手术方法进行治疗。

(1)内痔:只有静脉曲张性内痔(母痔),在直肠黏膜下层只有静脉曲张性内痔。子痔在直肠固有层,可引起血栓性内痔。

(2)外痔:分为两种,一是肛管皮下层的固有静脉曲张性外痔。二是肛周皮下层的结缔组织外痔(即皮垂外痔),可选用切除术,对较大的痔切除后可缝合。根据情况可以早期拆线。而且痔的术式多种多样,还有个人的经验和习惯选择术式。

(3)环形内痔:即3个母痔和5个子痔,同时发生而形成环形者,必须依据以内痔为主的混合痔,以外痔为主的混合痔或以内外相等的混合痔,分别采用技巧性进行分段结扎或齿形分段结扎手术。对环形混合痔也有采用母痔外剥内扎子痔分段结扎,保留肛管皮肤,以免引起肛门狭窄,由于狭窄又引起第二并发症的肛裂,所以术中必须行内括约肌松解术的切断术或切段术或者内括约肌斜切术即内括约肌延长术来松解内括约肌。

(4)混合痔:有单发者、有多发者(即3个母痔)和环形母痔和子痔混合痔,可行外剥内扎加硬化剂注射。对环形混合的治疗,目前多选用分段结扎或选用齿形分段结扎术,手术难度比较大,达到齿形分段结扎说起容易,做起来难。总之痔的发病,分类都比较复杂。

(5)环型外痔:生长不规则有大有小。

(六)消痔灵注射疗法的全过程

双层注射法(即一针二层注射法):选用1∶1浓度(即等比)的消痔灵注射液在直肠黏膜下层和直肠黏膜固有层。不能注射到直肠肌层,也不能注射到直肠黏膜层。学者在注射方法上有所改进,在注射过程,有意将消痔灵液注射在直肠肌层的环肌层少许,使肌层产生无菌炎性,可加强直肠黏膜下层与直肠肌层粘连固定,使直肠黏膜下层的痔静脉丛硬化萎缩,不再脱出。如注射完,退针时针眼出血,也可在出血针眼旁,再注射消痔灵少许即可止血。

(七)痔的手术治疗

1.内痔手术治疗

(1)静脉曲张性内痔:内痔只有一种静脉曲张性内痔出血不脱出,属于一期内痔,采用硬化萎缩剂的消痔灵注射在直肠固有层的子痔区和直肠黏膜下层的母痔区。

（2）静脉曲张性内痔：既出血又脱出，脱出可自行还纳。属于二期内痔，采用痔结扎和注射硬化萎缩剂的消痔灵。痔核小可行直肠固有层和直肠黏膜下层双层注射法。痔核大，行四步（部）注射法。第一步，在痔上动静脉注射消痔灵。在母痔体直肠黏膜下层和子痔体直肠固有层注射消痔灵，痔体痔下动静脉区注射消痔灵。

（3）静脉曲张性内痔：间歇性出血，出血少、脱出重，需手法还纳，属于三期内痔，采用痔结扎加含有肾上腺素消痔灵注射，使药液在痔的部位产生最佳疗效。

（4）环形内痔：可行三个母痔结扎加消痔灵注射，并在痔的直肠黏膜层，用仪器烧灼，以加强直肠黏膜层瘢痕固定，以防再脱出。五个子痔可采用仪器烧灼，即可治愈。

2.外痔手术治疗

（1）静脉曲张性外痔：位于肛管皮下层，可手术切开肛管皮肤外剥摘出痔核，保存肛管皮肤，以防术后肛管狭窄，可避免肛门狭窄又引起第二并发症的肛裂。所以要求痔核结扎后，行内括约肌切断术松解肛管，术后既不能引起痉挛性疼痛，又不会引起术后肛门狭窄。国外学者提倡内痔可行内括约肌切断术或切段术治疗内痔的新术式，值得临床试用。

（2）结缔组织外痔：位于肛周皮下层，可行放射切口切除外痔，切口小不需缝合，如切口大，可缝合切口，尽早拆线，以利于愈合。

3.环形混合痔手术治疗

环形混合痔，简称环痔。它属于重症痔疮，又属于特殊类型痔疮。环形混合痔不是固有的存在，而是直肠黏膜下层的静脉曲张性内痔（固有的存在）和在肛管皮下层静脉曲张性外痔（固有的存在）跨越齿线融合，而形成的环形混合痔。环形混合痔是比较严重的一种痔疮，是由直肠黏膜下层即母痔和直肠固有的静脉曲张性内痔（即子痔）与肛管皮下层固有的静脉曲张性外痔，跨越齿线融合而形成环状混合痔。环形混合痔不是固有的，又分为以内痔为主的环形混合痔，以内外相等的环形混合痔，以外痔为主的环形混合痔。其手术方法也不尽相同，有一定要求。但术终必须行内括约肌切断术或切段术，必要时再作切口减压。术中要明确分清是以内痔为主的环形混合痔，还是以外痔为主的环形混合痔和以内外相等的环形混合痔。以内痔为主的混合痔，采用外痔"V"字切口剥离外痔、内痔结扎。以外痔为主的环形混合痔，可行外痔切除或剥离切除外痔，内痔结扎或内痔仪器电凝。以内外相等的环形混合痔，可行外痔切除或外痔剥离切除（即外切内扎），和内痔结扎。但在术中要与环形内痔和环形外痔加以鉴别，手术方法也不完相同。

（1）环形内痔：肛门外形状正常，三个母痔（主痔）和五个子痔（副痔）呈母痔和子痔不均等的环形内痔。

（2）环形外痔：多为不典型的存在，孕产妇多发，诱发肛管静脉曲张性外痔和肛周皮肤结缔组织外痔，需作外痔分段结扎，这是张有生教授最早改进和开展的术式。

①术前准备：必要时用甘露醇清洁肠道，也可术前 1h 生理盐水清洁灌肠，术前禁食不禁水，术前 20min 苯巴比妥 0.1 肌内注射。

②麻醉：首选简化骶管麻醉，欠佳时补加局麻。经验体会骶麻效果好，但术后易发生尿潴留，术中易渗血，最好选用加副肾的局麻药。术中不渗出，术野清晰。

③环行混合痔分段结扎方法的操作：取截石位或右侧卧位，消毒铺巾、局麻或骶麻，待麻醉

生效后,扩肛使痔块脱出,以母痔为中心,在其两侧分别用两把钳夹住,在两钳间切开至健康黏膜及皮肤。再将直肠黏膜与肛管皮肤缝合一针,完成分段,提起母痔两旁的钳子牵出痔块,再以大弯全齿血管钳,横行钳夹痔基底部,于钳下行 8 字贯穿结扎痔块,将痔块用排列法钳夹压成片状,切除部分痔片,在结扎点,皮下注射美兰长效止痛剂。共分 4～5 段,每段依同法处理,最后于肛门后位偏旁一侧分段切开处,挑出内括约肌和外括约肌皮下部切断,也可单独切断内括约肌,以防术后肛门狭窄,消毒后肛内填油纱条,包扎术终。

④术后处理:酌情给予止痛剂、润肠剂、抗菌药。每便后用硝矾洗剂先熏后洗 5min,换药。痔块脱落后,创面换药用麝香痔疮膏至创面愈合而治愈。

丁义江教授对环型混合痔采用齿型分段结扎术治疗,是根据环型混合痔以内痔为主的、以外痔为主的、以内外相等的混合痔的不同类型、齿形分段结扎术治疗的三种不同类型混合痔。

妊娠期发生静脉曲性内痔的治疗:妊娠期间有特殊的生理改变,在麻醉和手术治疗中都应十分重视。

在初次妊娠后期或分娩时,占 85%患者有内痔或使原有的内痔复发。在手术治疗上,医生认为占 60%的患者可以手术治疗,其中有的医生强调在妊娠中期手术治疗比较安全,也就是妊娠 4～6 个月行手术治疗,以防在妊娠后期和分娩时,发生血栓性外痔。如在妊娠期间手术,最好选择第 14～32 周之内手术最安全。如保守治疗,待产后 8～10 周之后进行手术为最佳选择期。1973 年 J. L. Schottser 指出,当妊娠和分娩时,内分泌和盆腔内的生理和解剖都有所改变。在这一期间,雌激素、黄体酮和促性腺激素均有增加。甲状腺功能亢进,皮质固酮增加,抗感染能力大大增加,可使愈合时间缩短。同时在妊娠期间,会阴部、肛门直肠部、盆结肠部弹性结构增加,肛门括约肌和盆部肌肉增生,血管扩张充血,血流量比平时提高 25%。而这些改变在分娩后 10 天才能开始复原,这些因素固然可以导致(引起)痔的发作,但也能抵御各种损害,增强愈合能力,可使愈合时间缩短。有的学者提出,妊娠期间患者以硬化萎缩剂注射疗法最为安全。肛周脓肿,仍以手术切开引流,内口挂线治疗为主。王玉成教授认为妊娠期患痔,多数是急性栓塞性内痔脱出,手术有一定的困难,而且多数患者在这一时间对于手术难以接受。任全保在 20 世纪 80 年代初,就采用急症手术的方法治疗急性栓塞性内痔脱出,取得良好的疗效。学者同意环形混合痔分段结扎术,一次性完成手术,不同意分二期手术给患者增加痛苦。

第三节　肛周脓肿与肛瘘

肛管直肠周围间隙脓肿简称肛周脓肿,肛管直肠瘘简称肛瘘。作者认为:所有的肛肠疾病,都来源于感染或者与感染有关,肛周脓肿更不例外。在诊治中,首先要鉴别,是瘘管性肛周脓肿,还是非瘘管性肛周脓肿。两者发病原因不同,手术治疗方法也不同,应加以鉴别,求得正确的治疗。

瘘管性肛周脓肿与瘘管性肛瘘,多年来在教科书中,都分为两种疾病论述。作者认为,实际上是一种疾病的两个不同发生阶段,肛周脓肿是急性化脓期,肛瘘是慢性炎症期。肛周脓肿是肛瘘的原发病,肛瘘是肛周脓肿的后遗症,所以学者主张按一种病两个不同阶段来讲述。

肛周脓肿的手术治疗,过去都是先切开引流,待 6 个月后形成肛瘘,再手术治疗肛瘘,现在对肛周脓肿,采用一次性内口切开术或外切开内挂线术的方法治疗。在临床上,肛周脓肿也分为急性肛周脓肿、亚急性肛周脓肿和慢性肛周脓肿。肛瘘分为单纯性肛瘘和复杂性肛瘘,又分为低位(浅部)肛瘘和高位(深部)肛瘘,还分为后位高位蹄铁型脓肿和后位低位蹄铁型脓肿。蹄铁型肛瘘在深部有一个竖(直)立形弯瘘,在浅部有两个平行形弯瘘。直竖性弯瘘行刮宫式搔刮术,平行性弯瘘"开窗、留桥、搔刮、引流术"、内口挂线。对肛周脓肿和肛瘘,不管高位或低位,其内口多在肛隐窝,极少在直肠壁或肛管直肠环附近。不要盲目随意穿透直肠壁作为内口。临床手术验证,内口多数在肛隐窝(即肛窦),只是竖立形弯瘘的盲端在高位。

关于内盲瘘和外盲瘘的理解(区别)也非常重要,因为引起的原因不同,手术治疗方法也不同。内盲瘘是由瘘管性肛周脓肿引起,由内源性感染而来,经肛隐窝、肛腺感染形成中央间隙脓肿后,因种种原因,不能向肛管直肠周围间隙蔓延形成脓肿,又不能向肛周皮肤穿破形成外口,所以又返回原肛隐窝穿出形成内盲瘘有内口、无外口。外盲瘘是由外源性感染引起的,非瘘管性肛周脓肿引起,形成中央间隙脓肿后,不能向肛隐窝穿出形成内口,又向外口穿出形成外盲瘘,没有内口。内盲瘘的手术治疗,主要是从内口向肛周造一个外口,可一次性切开内口或外切开内挂线。外盲瘘的手术治疗,主要是扩大外口,清除坏死组织。因为外盲瘘不是肛隐窝感染引起不需要造内口,只有外口扩创引流清除坏死组织即可治愈。这是两种不同性质的肛周脓肿所引起的,所以手术治疗方法也不相同。

国内外多数学者认为:占 95％以上为瘘管性肛周脓肿,其发生脓肿与肛腺感染和中央间隙感染有关。占 5％以下为非瘘管性肛周脓肿与皮源感染和中央间隙感染有关。瘘管性肛周脓肿为内源性感染,为"肛腺感染学说",非瘘管性肛周脓肿为皮源性感染,两者均属于"中央间隙感染学说"致病,两个学说在感染过程中,对肛周脓肿的发生、发展和治疗手术有一定理论。作者指出:肛隐窝(肛窦)是感染的门户,肛腺是感染的导火线(腺),中央间隙是感染的中心(发源地),括约肌间隙是感染的通道(渠道),这是感染的途径阶段,也是"肌间脓肿"阶段。因此,用"肌间脓肿"来解释或代替"肛管直肠周围间隙脓肿"还不够全面,在学习上难以理解,在理论上也难以说明,用"肛管直肠周围间隙脓肿"解释肛管直肠周围脓肿,就比较容易理解,而且定位也准确。在经过括约肌间隙的四层环形小间隙,定向蔓延到提肛肌上间隙和定向蔓延到提肛肌下间隙形成的肛管直肠周围间隙脓肿,这一段经过是肛周间隙脓肿的形成阶段。在临床中瘘管性肛周脓肿多发,后遗瘘管性肛瘘也多见。由于肛管直肠解剖的进展和手术技术的提高,瘘管性肛周脓肿,可行一次性根治术。对低位肛周脓肿内口可一次性切开,对高位肛周脓肿可行内口挂线术(即外切开内挂线)。

瘘管性肛周脓肿是内源性感染即隐窝感染,或称腺源性感染,或称肠源性感染。后遗肛瘘(即瘘管性肛瘘),有内口,有支管,有无效腔,有外口的全瘘。非瘘管性肛周脓肿是外源性感染,皮源性感染,没有内口,只有外口,是肛周皮肤、肛管皮肤、直肠黏膜外伤感染和肛肠炎性疾病引起的非瘘管性肛周脓肿。后遗非瘘管性肛瘘(或称肛周窦道),没有内口。

1958 年 Eisenhrmmer 根据肛腺解剖和临床资料(经验),提出肛腺主要分布在内、外括约肌之间(即括约肌间隙)。肛腺感染所引起的"肌间瘘管性脓肿"(即肌间脓肿)的理论,是因肛后位肛腺分布比较多,所以后位蹄铁型脓肿发生也比较多。Eisenhrmmer 发现 97％肛周脓肿和肛瘘发生在内、外括约肌之间的间隙,所以过去称"肌间脓肿"。实际上单纯的括约肌间隙脓肿,就是所说的括约肌间隙的感染通道(渠道),属于感染途径阶段。单纯称为"肌间脓肿"不够全面,应称为肛管直肠周围间隙脓肿比较全面、准确。在临床手术中发现少数肛周脓肿,切开引流后,没有后遗肛瘘而治愈,这是非瘘管性肛周脓肿和肛管后浅间隙或肛管前浅间隙脓肿的原因。根据这个理论,他主张采用从肌间沟入路,暴露"肌间脓肿"的手术方法,治疗"肌间脓肿"获得了良好的疗效。也可采用保留内括约肌的入路,一次性切开内口引流即可治愈。各国科学家对肛瘘的分类,也都依据这个理论提出,而称"肌间脓肿"。虽然说"肌间瘘管性脓肿"的提出使"肌间脓肿和肌间肛瘘"手术治疗在理论和临床实践上取得了新的进展,但是国内外专家又提出"瘘管性肛管直肠周围间隙脓肿和瘘管性肛瘘"的进一步论证。唯有对非瘘管性肛周脓肿和后遗非瘘性肛瘘(即窦道)的论述尚有不同的见解。多数学者认为不存在非瘘管性肛瘘,应该称后遗肛周窦道。学者认为此窦道,即是外盲瘘,所以称非瘘管性肛瘘不是完全错误,值得学者们参考指证,有待于肛肠解剖学家和肛肠疾病学家进一步论证,逐步达到统一认识。Eisenhrmmer 将肛周脓肿分为 2 类:一类是急性非隐窝腺非瘘管性脓肿(简称非瘘管性脓肿),另一类是原发性急性隐窝腺肌间瘘管性脓肿(简称瘘管性脓肿)。有学者认为这种分法莫不如简称肛瘘性脓肿,表示部位和性质,更为简练,更准确。

早年医学界提出的"肌间脓肿"分类法。近年来又认为"肛管直肠周围间隙脓肿"的说法,使"肌间脓肿"的提法在理论和临床上的论述又进了一步。将肛管直肠周围间隙脓肿分为两大类:一种是由肛隐窝(肛窦)感染引起的瘘管性肛周围间隙脓肿和后遗瘘管性肛瘘,实际上是内盲瘘;另一种是由肛周皮肤、肛管皮肤、直肠黏膜外伤感染和肛管直肠炎性疾病引起的非瘘管性肛周围间隙脓肿和后遗非瘘管性肛周窦道,实际上是外盲瘘。这种分类比较明确,在国内外许多学者(中、日、英、德、泰等国学者)都赞成这一观点,这比分为"急性隐窝性肌间瘘管性肛周脓肿和急性非隐窝性肌间非瘘管性脓肿"在理论上更为精练准确,可供临床参阅。

学者根据临床经验证实:肛周脓肿,包括急性肛周脓肿、亚急性肛周脓肿和慢性肛周脓肿。学者曾遇一例,患者在岛城各大医院就诊都未发现明显症状和体征,但肛后疼痛时发时好,以后来我院检查,也未发现阳性体征。自诉肛后间歇性痛已一年余,指诊肛后有轻度压痛,无波动感,每当肛后痛发作时,应用抗生素后疼痛减轻,后经作者在后正中深部试验穿刺抽出脓液而明确诊断,遗憾的是此例患者脓液没有进行培养。有学者也认为肛窦炎和肛腺感染,是引起瘘管性肛周间隙脓肿的主要原因,也同意称为瘘管性肛周间隙脓肿。通过对肛周脓肿菌群调查分析,认为肛周脓肿感染的类型,以混合菌群感染为主,其次是需氧菌和厌氧菌感染。并将这些致病菌,分为皮源性细菌和肠原性细菌感染。这一见解为肛周脓肿和肛瘘的分类、分型和术式的选择,开创了新的思路,得到相关学者和国内肛肠解剖专家以及肛肠疾病专家的共识,从此打开了肛肠病手术的禁区,为手术治疗肛肠病,提出肛肠解剖新概念、新思路。

学者根据肛肠解剖和临床实践概括总结如下:肛管直肠周围间隙脓肿(简称肛周脓肿)包括:①高位间隙脓肿(如骨盆直肠间隙脓肿(双间隙)、直肠后间隙脓肿(单间隙)和直肠前间隙脓肿(即直肠膀胱间隙脓肿)又被称为 Dougls 腔脓肿,也被称为直肠膀胱(子宫)陷凹(窝)脓肿,临床很少发生高位前位间隙脓肿。②直肠黏膜下间隙脓肿(环形间隙),是由肛隐窝感染,引起的高位脓肿。③有低位间隙脓肿如坐骨肛管间隙脓肿(双间隙)。④肛管后间隙又分为后深间隙和后浅间隙脓肿。其肛管后深间隙脓肿,可向两侧坐骨肛管间隙蔓延形成后位低位蹄铁型脓肿。其肛管后浅间隙脓肿,不向任何间隙蔓延,脓肿以胀痛为特征,形成肛瘘外口在后正中,是肛管后浅间隙脓肿诊断的标志,也是肛裂的裂脓肿的诊断标记。与后位低位蹄铁型脓肿后遗肛瘘在诊断上有鉴别意义。⑤肛管前间隙也分前深间隙脓肿,可向两侧坐骨肛管间隙蔓延形成前位低位蹄铁型脓肿。⑥前浅间隙脓肿不向任何间隙蔓延,以胀痛为特征是鉴别诊断的标记。⑦肛周皮下间隙脓肿,多在肛周两侧。

蹄铁型脓肿,分为后位高位蹄铁型脓肿和后位低位蹄形脓肿。其中,高位蹄铁型脓肿是由直肠后间隙脓肿向两侧骨盆直肠间隙蔓延而形成的。后位低位蹄铁型脓肿,是由肛管后间隙的深间隙脓肿,向两侧坐骨肛管间隙蔓延而形成的,此间隙脓肿在临床比较多见。前位高位蹄铁型脓肿比较少见。前位低位蹄铁型脓肿是肛管前间隙的深间隙脓肿,向两侧坐骨肛管间隙蔓延而形成的,临床发病次之。前位低位肛管间隙的浅间隙脓肿,也是不向任何间隙蔓延,其特征是脓肿胀痛,形成瘘管外口也在前正中,这是肛管后间隙的浅间隙脓肿和肛管前的浅间隙脓肿后遗肛瘘的诊断依据。

在临床上应引起注意的是,从一侧坐骨肛管间隙脓肿,向后经肛管深间隙形成脓肿后,再向对侧坐骨间隙蔓延形成脓肿,称为三腔脓肿或三间隙脓肿内口也在同侧肛隐窝内。虽然类似后低位蹄铁型脓肿,但不同的一点是先从一侧坐骨肛管间隙脓肿引起的,而且内口在原发的一侧坐骨肛管间隙脓肿的肛隐窝内。在术中内口不明显、盲目地在后位寻找内口,易造成假内口,遗漏真内口,是复发的主要原因。

还有坐骨肛管间隙脓肿,可向上穿破提肛肌,进入骨盆直肠间隙形成哑铃型脓肿,也可称高低型脓肿。有学者提出骨盆直肠间隙脓肿,也可向下穿破提肛肌,进入坐骨肛管间隙形成哑铃型脓肿。还有的学者提出肛管后间隙的深间隙脓肿,也可以向上穿破提肛肌,进入直肠后间隙形成哑铃型脓肿。

由于直肠后间隙上口,向腹膜后间隙开放,所以直肠后间隙脓肿,可向腹膜后间隙蔓延形成腹膜后间隙感染,也可以通过淋巴流向乘血循环感染再向肠系膜根部淋巴结蔓延形成化脓性淋巴结炎,因为淋巴循环是乘血循环而循环。学者曾遇两例,经剖腹手术证实,由淋巴感染引起肠系膜根部乳糜性淋巴结炎,值得临床借鉴。

学者认为瘘管性肛周脓肿是瘘管性肛瘘的原发病,所以常被称为原发性瘘管性肛周脓肿。瘘管性肛瘘是瘘管性肛周脓肿的后遗症,所以常被称为继发性瘘管性肛瘘。有的学者介绍还有一个提肛肌本身间隙脓肿,是引爆坐骨肛管间隙脓肿的途径,值得临床注意。

肛管直肠周围间隙脓肿的病理改变及其四个阶段:

第一阶段:细菌入侵肛隐窝引起肛窦炎,为此强调肛窦炎是肛肠病发生的万恶之源,要重视对肛窦炎(肛隐窝炎)的治疗,防止感染继续蔓延。

第二阶段:由于肛窦炎(肛隐窝炎)继续蔓延,引起肛腺炎,再经肛腺导管至中央间隙感染,这是肛管直肠间隙脓肿的感染中心(发源地)。再经括约肌感染的通道向肛管直肠周围间隙蔓延引起不同部位的肛管直肠周围脓肿。

第三阶段:肛管周围间隙感染继续发展,形成不同部位的肛管直肠周围间隙脓肿。

第四阶段:肛周脓肿自溃或切开引流内口没处理后遗肛瘘,是慢性炎症阶段,可行"开窗、留桥、搔刮、引流、挂线术"。低位内口可一次性切开内口,高位内口可外切开内挂线。

关于肛管直肠间隙有多少,认识尚不统一。学者根据临床验证,认为肛管直肠周围有 14 个间隙,其中有 12 个间隙是肛管直肠周围间隙,即是形成肛管直肠周围间隙脓肿的间隙。中央间隙是肛管直肠的中心间隙、括约肌间隙,属于感染途径阶段的间隙。

1.提肛肌上间隙(又称为盆膈肌上间隙、深间隙、高位间隙)

包括骨盆直肠间隙(双间隙);直肠后间隙(单间隙);直肠前间隙即直肠膀胱间隙(单间隙);直肠黏膜下间隙(单间隙是不定位间隙);括约肌间隙(其中:①2/3 属于提肛肌上环形间隙属于高位间隙;②1/3 属于提肛肌下环形间隙属于低位间隙)。各间隙都有一个"直肠"作为高位间隙标志,深间隙属于提肛肌上间隙。

2.提肛肌下间隙(又称为盆膈肌下间隙、浅间隙、低位间隙)

包括坐骨肛管间隙(双间隙);肛管后间隙(又分为:①深间隙(单间隙);②浅间隙(单间隙);③肛管前间隙又分为:a.深间隙(单间隙).b.浅间隙(单间隙);④肛管皮下间隙(分为单间隙、不定位间隙)。以上各间隙都有一个"肛管"作为低位间隙、浅间隙的标志。

一、肛管直肠周围间隙脓肿和肛门直肠瘘

肛管直肠周围间隙脓肿(简称瘘管性肛周脓肿)是指瘘管性肛周脓肿和瘘管性肛门直肠瘘(简称瘘管性肛瘘),所以肛周脓肿和肛瘘是一个统称。必须分为各间隙脓肿和肛瘘,比如:坐骨肛管间隙脓肿、肛管后深间隙脓肿或肛管前深间隙脓肿。肛周非瘘管性肛周脓肿和肛周非瘘管性肛瘘,有的学者主张称为肛周窦道,实际是外盲瘘。这种分类极为重要,是两种不同性质的分类,手术方法也不相同。

1.肛管直肠周围间隙脓肿

实际上也是外科肛管周围间隙脓肿。以提肛肌(盆膈肌)为界,分为提肛肌上间隙脓肿,又称高位间隙脓肿或深部间隙脓肿或高位肛瘘。提肛肌下间隙脓肿,又称低位间隙脓肿或浅部间隙脓肿或低位肛瘘。肛管直肠周围间隙共有 14 个,实际上与临床密切相关的肛管直肠周围间隙只有 12 个。其中,中央间隙脓肿属于感染中心或发源地。括约肌间隙脓肿,属于感染通道或感染渠道,是属于感染的途径阶段的间隙。通过括约肌间隙的通道向肛管直肠周围间隙蔓延形成肛管直肠周围间隙脓肿。所以总的有 14 个间隙,其中 12 个间隙可形成脓肿,属于肛管直肠周围间隙脓肿或后遗肛管直肠肛瘘,这是脓肿和肛瘘形成阶段。

2.肛管直肠周围间隙脓肿

(1)提肛肌上间隙脓肿:有骨盆直肠间隙脓肿,左右各一,单发的少;直肠后间隙脓肿,可向腹膜后间隙蔓延,形成腹膜后间隙感染;直肠前间隙脓肿即直肠膀胱(子宫)间隙脓肿、临床发病很少;直肠黏膜下间隙脓肿,多发生在左、右、后直肠黏膜下层;括约肌间隙分上下两部:①2/3 属于提肛肌上间隙感染的通道,又称高位"肌间脓肿",不是肛管直肠间隙脓肿,②1/3 属于提肛肌下间隙感染的通道。又称低位"肌间脓肿"。高位前位或后位蹄铁型脓肿,发病少,低位前位或后位蹄铁型脓肿发病多。

(2)提肛肌下间隙脓肿有坐骨肛管间隙脓肿左右各一为单发的,内口在原发间隙,可向肛管后间隙感染蔓延形成脓肿,而后再向在肛管后间隙和对侧坐骨肛管间隙蔓延形成三间隙脓

肿。肛管后间隙分:①肛管后深间隙脓肿向两侧坐骨肛管间隙蔓延,形成后位低位蹄铁型脓肿,伴有骶尾部胀痛为特征,②肛管后浅间隙脓肿,不向任何间隙蔓延,脓肿胀痛是特征;肛管前间隙脓肿分:①肛管前深间隙脓肿,可向两侧坐骨肛管间隙蔓延形成前位低位蹄铁型脓肿,②肛管前浅间隙脓肿、不向任何间隙蔓延,脓肿胀痛为特征;肛管皮下间隙脓肿,多发生在两侧肛周皮下,内口在脓肿相对的肛隐窝内;低位前位后位蹄铁型脓肿或低位后位蹄铁型脓肿发病最多,比低位前位发病多,内口在后正中和前正中;三间隙脓肿,是由原发一侧坐骨肛管间脓肿,向后形成后位肛管深间隙脓肿,再向对侧形成坐骨肛管间隙脓肿,内口在原发一侧。这是三间隙脓肿不是蹄铁形脓肿,应加以鉴别。

肛周脓肿和肛瘘手术治疗:首先要分为瘘管性肛周脓肿与瘘管性肛瘘,属于内源性感染。临床发病多,占95%以上,非瘘管性肛周脓肿和非瘘管性肛瘘发病少。手术原则、手术指征和手术方法都不相同,应在术前、术中进一步鉴别。对各类、各型肛周脓肿和肛管直肠瘘(肛瘘),不管是高位深部或低位浅部,不管是单纯性或复杂性,都能一次性治愈。目前提倡微创手术,无痛手术,以小的术式取得大的疗效为原则。要求做好术前准备,术中重视,术后处理,避免术中意外,这是手术治疗成功的关键。成功的经验可贵,失败的经验(教训)更可贵,应引以为戒。掌握手术指征、技巧、方法,"稳、准、轻、快"地进行手术,在实践中提高技术。

3.提肛肌下间隙脓肿的手术治疗要则

脓肿小的低位脓肿,可选用"线形切口"排脓引流,清除脓液和坏死组织,内口一次性切开术。脓肿中等的低位脓肿,可选用菱形切口。脓肿大的低位脓肿,选用"圆形切口"的揭盖术,主张内口一次性切开术。避免挂线的痛苦。但对感染尚未控制,即使低位脓肿也应挂线治疗。因挂线有四个作用:一是边切开,二是边引流,三是边愈合,四是能防止手术肛门失禁。

(1)单纯坐骨肛管间隙脓肿的手术治疗:该间隙脓肿体现一个"大"字,应早确诊、早手术,以免向后正中蔓延、再向对侧坐骨肛管间隙蔓延引起三间隙脓肿(即三腔脓肿),给手术造成难度,采用菱形切口或揭盖术排脓,内口一次性挂线、一次性紧线。如感染尚未控制,可一次性置线,延期紧线。如积脓超过60mL以上,切开引流仍有脓液流出,淋漓不断,就要考虑脓肿已向骨盆直肠间隙感染引起哑铃型脓肿(也称高位性脓肿)。在此提醒读者注意,坐骨肛管间隙脓肿可向上穿破提肛肌引起哑铃形脓肿。骨盆直肠间隙脓肿,可穿破提肛肌向坐骨肛管间感染形成哑铃形脓肿。

(2)后位低位蹄铁型脓肿的手术治疗:后位低位蹄铁型脓肿,是肛管后间隙的深间隙脓肿,向两侧坐骨肛管间隙蔓延形成的蹄铁形脓肿,内口在后正中肛隐窝内,临床发病最多,占肛管直肠周围间隙脓肿的首位。三个间隙脓肿是原发一侧坐骨肛管间隙脓肿向后正中或向前正中感染蔓延引起脓肿后,又向对侧坐骨肛管间隙引起脓肿所致,采用"三刀切开引流术"(又称三口引流术)、一次性内口挂线,分期紧线或置线延期紧线、达到一次性根治,可防止脓肿复发和后遗蹄铁型肛瘘。学者提出:为了不引起蹄铁型脓肿,应在肛管后间隙的深间隙脓肿时期,及时手术治疗,可防止感染蔓延形成蹄铁型脓肿。脓肿误诊的原因是,一是患者麻痹大意,不及时就诊。二是接诊医师粗心大意而误诊误治所造成。在术中手指插入脓腔分离脓腔间隔时可造成血管损伤引起致命大出血。经验证明后正中切开引流比较通畅,纵行切开交叉的肛尾韧带、避开直行肛尾韧带,不会引起肛门失禁(失气、失液、失粪)并有扩大肛管的作用。肛肠手术切口,一是放射形切口,二是弧形切口,在手术时可灵活运用。

(3)前位低位蹄铁型脓肿的手术治疗:其发病仅次于后位低位蹄铁型脓肿,手术方法同后位低位蹄铁型脓肿的术式。如内口周围组织尚未固定,感染尚未控制,可采用挂线术,边切开、边引流、边愈合。但对女性患者不要在前正中一次性切开内口,采用挂线为妥,因女性前正中肌性组织薄弱,手术易发生暂时性失禁。

(4)肛管后间隙的深间隙脓肿手术治疗。因肛管后间隙的深间隙脓肿,可向两侧坐骨肛管间隙蔓延形成蹄铁型脓肿,所以一旦形成肛管后间隙的深间隙脓肿应早期手术切开引流。内口一次性挂线一次性紧线而根治,以防形成后位低位蹄铁型脓肿,给手术治疗带来难度。肛管后间隙的深间隙脓肿,也可向后位提肛肌穿破引起直肠后间隙脓肿构成后位哑铃型脓肿,因此术中要注意向直肠后间隙探查、对症处理。

(5)后位低位或前位低位蹄铁型脓肿的手术治疗:可借用后位低位蹄铁型脓肿的术式。内口一次性切开或内口挂线一次性根治,但在术中要检查对侧坐骨肛管间隙是否有脓肿和肛瘘,以免遗漏术后引起对侧坐骨肛管间隙脓肿。

(6)后位低位三间隙脓肿的手术治疗:其发病在一侧原发性坐骨肛管间隙脓肿,因处理不及时,向后位低位肛管间隙的深间隙蔓延(即 Courtney 间隙形成脓肿),再向对侧坐骨肛管间隙蔓延形成脓肿,称为"三间隙脓肿"。内口在原发一侧坐骨肛管间隙的肛隐窝内。手术方法与后位低位蹄铁型脓肿相同,采用"三刀切开引流术"。手术主要区别是:三间隙脓肿内口在原发一侧坐骨肛管间隙相对应的肛隐窝内,在原发坐骨肛管间隙脓肿的肛隐窝内挂线。后位低位蹄铁型脓肿,内口在后正中的肛隐窝内,在术中必须加以鉴别,选择正确的术式。

(7)肛管后间隙的浅间隙脓肿的手术治疗:因该间隙脓肿不向任何间隙蔓延,脓肿局限在肛门后正中,以脓肿胀痛为特征,采用脓肿切开排脓清除坏死组织,内口一次性切开即能治愈。如后遗肛瘘,外口在后正中,为鉴别诊断的特征。这种肛瘘属于直瘘的一种。

(8)肛管前间隙的浅间隙脓肿的手术治疗:同肛管后间隙的浅间隙脓肿的手术治疗。但是女性多采用挂线治疗。如后遗肛瘘外口在前正中,应与前蹄铁型肛瘘相区别。

(9)肛周皮下间隙脓肿的手术治疗:其脓肿的特征是"红、肿、热、痛"感觉明显,并有波动感,采用"线形"切口排脓,内口一次性切开,不需挂线。

二、提肛肌上间隙脓肿的手术治疗

提肛肌上间隙脓肿和肛瘘的手术治疗要比提肛肌下间隙脓肿和肛瘘的手术难度要大。因脓肿和肛瘘高深必须外口切开够大,脓腔和肛瘘采用刮宫式搔刮坏死组织,过氧化氢、盐水冲洗胶管油纱引流。还要重视术后换药和坐浴。经验证明术中不要轻易切开瘘管壁以免引起大出血,损伤神经,引起感染扩散。

1.骨盆直肠间隙脓肿的手术治疗

该间隙体现一个"深"字,形成脓肿较深,引流不畅,临床单发脓肿多,两侧同时发生脓肿少。脓肿大选用圆形切口排脓(即选用揭盖术排脓),搔刮坏死组织,用过氧化氢冲洗。该间隙脓肿比坐骨肛管间隙脓肿发病少。有学者认为骨盆直肠间隙脓肿,也可向下穿透提肛肌,进入坐骨肛管间隙形成哑铃型脓肿。

2.直肠后间隙脓肿的手术治疗

该间隙上端向腹膜后开放,常引起腹膜后感染或经淋巴流向引起肠系膜根部化脓性淋巴结炎,已经得到手术证实,必要时可剖腹行脓肿切开引流。

3.高位后位蹄铁型脓肿的手术治疗

该脓肿是直肠后间隙脓肿向两侧骨盆直肠间隙感染蔓延而形成的,临床因症状体征不明显,所以诊断比较困难,甚至延误诊断失去手术时机。最好在直肠后间隙脓肿期间切开引流,内口挂线避免引起高位蹄铁型脓肿的发生,使手术难度增加。

4.直肠膀胱间隙脓肿的手术治疗

过去国外称 Douglas 腔脓肿,但近年来发病很少,这个间隙实际是直肠陷凹滑动疝的发病部位,进一步可并发陷凹疝型直肠脱出。其治疗待脓肿形成后切开引流,内口仍在肛隐窝可行外切内挂术。

5.直肠黏膜下间隙脓肿的手术治疗

临床上仅有肛内胀感,有里急后重的症状,采用纵形切口引流或脓肿上下切开对口引流,内口在脓肿下的肛隐窝内,可一次性切开根治术。

三、瘘管性肛管直肠瘘(简称肛管性肛瘘)的手术治疗

肛管性肛瘘是瘘管性肛周脓肿的后遗症或继发病,具有内口、主管、支管、无效腔和外口的全瘘或半瘘、即 C 型肛瘘。在术前首先要鉴别是瘘管性肛瘘,还是非瘘管性肛瘘,是提肛肌下间隙肛瘘,还是提肛肌上间隙肛瘘。因发病原因不同,手术部位不同,手术方法也截然不同。

提肛肌下间隙肛瘘的手术治疗指的是瘘管性肛瘘。非瘘管性肛瘘没有内口,只是切开外口扩大引流,瘘管搔刮,清除坏死组织,彻底换药,即可治愈。

1.坐骨肛管间隙肛瘘的手术治疗

坐骨肛管间隙是双间隙,但发生的脓肿多为单侧性的,两侧同时发生比较少。手术方法采用圆形的切口即揭盖术,引流通畅即可治愈。学者多年临床观察,单纯坐骨肛管间隙发生脓肿比较少见,脓肿内口在肛隐窝内称直瘘,可行外切开内挂线术,边切开、边引流、边愈合。如手术不及时,术式不当可反复发作,甚至引起"三间隙脓肿"或"后遗二间隙肛瘘"。

2.后位低位蹄铁型肛瘘的手术治疗

肛管后间隙的深间隙脓肿,向两侧坐骨肛管间隙蔓延而形成,临床发病最多。但要与三间隙脓肿后遗肛瘘作鉴别。后者内口在原发一侧坐骨肛管间隙,手术采用"开窗、留桥、搔刮、引流术"、低位一次性切开内口,不需要挂线术。瘘管深内口高感染尚未控制可以选外切开,内挂线术。如内瘘管高位呈竖(直)立形弯瘘,其盲端深,采用刮宫式搔刮盲端,内口不在盲端,内口仍在肛隐窝处。不要轻易在直肠薄弱处误认内口,穿入直肠内挂线。

3.前位低位蹄铁型肛瘘的手术治疗

肛管前间隙的深间隙脓肿向后蔓延进入两侧坐骨肛管间隙形成前位低位蹄铁型肛瘘。其手术方法同后位低位蹄铁型肛瘘,采用"开窗、留桥、搔刮、引流、挂线术"。前位低位蹄铁型肛瘘,因内括约肌位置低又不易固定,特别是女性,可灵活选用内口一次性挂线术。

4.肛管后间隙的浅间隙肛瘘和肛管前间隙的浅间隙肛瘘的手术治疗

因这两个间隙肛瘘不向任何间隙蔓延,肛瘘外口都在后正中或前正中,是诊断的标志。不

能误认为是蹄铁型肛瘘而错误选择术式。在手术切开肛瘘外口的同时切开内口，不需要挂线。

5.肛周皮下间隙肛瘘的手术治疗

肛周皮下间隙脓肿、后遗肛瘘外口多在肛门两侧，瘘管和内口一并切开根治术，不需要挂线。

四、提肛肌上间隙肛瘘的手术治疗

提肛肌上间隙肛瘘是指肛管直肠与肛管周围组织和外口相通的肛瘘，是肛管直肠周围间隙脓肿的后遗症即继发病。

(1)骨盆直肠间隙肛瘘的手术治疗：属于高位深部肛瘘，但瘘管内口仍在肛隐窝内，采用瘘管外口圆形切口，深部瘘管盲端采用刮宫式搔刮竖(直)立形弯瘘的瘘管盲端、清除坏死组织，用过氧化氢、盐水冲洗，放油纱条引流，其特点是瘘管深外口距肛门远。如内有竖(直)立形弯瘘盲端，外有平行性弯瘘外口。其内口多在肛隐窝内，很少在直肠颈的肠壁上，不要在直肠薄弱部位误认为内口，盲目穿入直肠壁进行挂线。如确实需要挂线也可采用分段挂线法进行挂线，实际是上、下两个挂线。

(2)瘘管性高位后位蹄铁型肛瘘的手术治疗：采用"开窗、留桥、搔刮、引流、内口挂线术"要求高位肛瘘留皮桥要窄，低位肛瘘留皮桥要宽。肛瘘内盲端即竖(直)立形弯瘘不能切开，禁止在直肠薄弱区穿破直肠挂线。

(3)瘘管性高位前位蹄铁型肛瘘的手术治疗：近年来临床发现前位蹄铁型肛瘘比较少见，发生后也是外口扩大内口挂线盲管搔刮即可治愈。

(4)直肠后间隙脓肿后遗肛瘘的手术：直肠后间隙肛瘘可在后正中纵行切开排脓引流，必要时可将交叉的肛尾韧切断，劈开直形的肛尾韧带，不可切断直行的肛尾韧带，扩大排脓，放油纱条引流。

(5)双侧骨盆直肠间隙和直肠后间隙，可形成三个间隙脓肿即高位蹄铁型脓肿后遗蹄铁型肛瘘。采用刮宫式搔刮管腔坏死组织，用过氧化氢、盐水冲洗，油纱条或橡胶条引流。

(6)外盲瘘是非瘘管性肛周脓肿后遗的窦道，可扩大外口、瘘管盲端采用刮宫式搔刮术，术后换药，用过氧化氢、盐水冲洗，油纱条引流。

(7)内盲瘘是瘘管性肛周脓肿的后遗症。内盲瘘的手术在内盲瘘的盲端向肛周皮肤造一个外口，按直瘘外切开，内口挂线、分期紧线，即可治愈。

(8)双蹄铁型肛瘘的手术治疗。是低位前位和低位后位同时发生的双蹄铁型脓肿，后遗环型蹄铁型肛瘘，临床发病比较少。有的学者称环形肛瘘。高位前位和高位后位双蹄铁型肛瘘临床少见。一般是前后单发。手术采用："开窗、留桥、搔刮、引流术、前后内口挂线术。"但是在临床上要和原发性急性坏死性筋膜炎相鉴别，后者病变在肛周浅筋膜(因肛管没有深筋膜)。还有术后继发性急性坏死性筋膜炎，常不被学者们注意。应早期确诊，早期治疗。

(9)"开窗、留桥、搔刮、引流术"的操作。"开窗"就是在蹄铁型肛瘘的外口，扩创切除外口周围的炎性瘢痕组织，扩大开窗引流，边探查瘘管的走行在多处瘘管弯曲处再开窗，使多个弯瘘变成多个直瘘；"留桥"就是在瘘管几个开窗间留桥，在皮桥下将瘘管前壁剪开，后壁搔刮清除坏死组织；"搔刮"就是将瘘管的前、后、左、右用刮匙清除坏死组织；"引流"就是用橡皮筋在几个开窗的部位做浮线结扎引流。

(10)对中央间隙和括约肌间隙的认识

①中央间隙是一个环形间隙,是感染的中心(是感染的发源地)。不管是外源性感染的非瘘管性脓肿,还是内源性感染的瘘管性脓肿,都先感染蔓延到中央间隙形成脓肿再向肛周间隙形成脓肿。非瘘管性肛周脓肿不向肛隐窝内口穿出,不向肛管直肠间隙蔓延,只向肛管皮下间隙蔓延形成脓肿,切开引流搔刮脓腔坏死组织即可治愈。瘘管性肛周脓肿在中央间隙形成脓肿,通过括约肌间隙的通道向肛管直肠周围间隙蔓延形成脓肿,切开引流清除坏死组织,还要内口切开或外切内挂线才能治愈。

②括约肌间隙是一个环型间隙,2/3属于高位括约肌间隙,1/3属于低位括约肌间隙。它是高位和低位感染的通道,形成脓肿后通过联合纵肌环形内侧间隙、环形中间内侧间隙、环形中间外侧间隙、环形外侧间隙向肛管直肠周围间隙蔓延形成肛管直肠间隙脓肿,按肛周间隙脓肿治疗方法行一次性根治术。

五、肛瘘术中应注意的有关问题

(1)学者多年的手术经验,对高位复杂性肛瘘不管肛瘘多深,距离肛门多远,采用外口扩大引流,瘘管用手指轻轻扩大瘘管腔,对有狭窄的瘘管部位剪开瘘管壁,用手指边探查边剪开瘘管管壁,不能用刀切开深部组织,以免损伤血管引起大出血,或切断神经引起下肢麻木,或切断淋巴管,术后渗出淋巴液较多。采用刮宫式搔刮坏死组织,用过氧化氢、盐水冲洗。

(2)对高位复杂性肛周脓肿,可采用分段挂线,即两个挂线:第一个挂线从内口进入,用弯止血钳穿入直肠内钳夹橡皮筋向外引出,再向直肠下内穿入,在直肠内结扎;第二个,挂线,在第一个挂线的下口穿入、钳夹引出橡皮筋再结扎挂线,即为分段挂线。

(3)手术前要作好术前准备,在术中要注意术中意外,在术后要做好术后处理。

(4)肛肠手术后患者怕痛,在术终应用亚甲蓝长效止痛剂,在行环形混合痔分段结扎术必需行内括约肌切断术或切段术,否则易引起第一并发症的肛门狭窄,由肛门狭窄又引起第二并发症的肛裂。学者主张内括约肌全切断术,不主张内括约肌部分切断术、部分切断等于没切。但有的学者提倡切断环形四层的外括约肌皮下部或者切断内二层外括约肌皮下层。

(5)高位肛瘘顶部盲端必须彻底搔刮,清除坏死组织开放引流。必要时可行分段挂线。

(6)对括约肌已固定、炎症已控制情况,可一次挂线一次紧线;对括约肌尚未固定、炎症尚未控制,可置线引流延期紧线,也可一次挂线分次紧线或一次置线分次紧线。经验证明,过早脱线易发生假愈合(桥形愈合)。

(7)手术成功的关键,在于探针顺利无误地探查主管道的正确方向,防止盲目探查造成假瘘道或遗漏瘘管,准确寻找内口及原发灶是不可忽视的环节。

(8)挂线的目的:一是边引流,二是边切开,三是边修复,可防止肛门失禁。

(9)留皮桥时,必须切开皮桥下瘘管前壁,否则不易愈合。

(10)术中最好采用肛肠科仪器切割,不仅有止血作用,还有防止过早封口和桥形愈合。管壁和内口可轻轻碳化,有利于根治。

(11)搔刮后过氧化氢冲洗,盐水冲洗,既能消除坏死组织,又能止血,还能预防破伤风感染。

(12)坐浴换药是一次性治愈不可忽视的手段。术后前5天,用硝矾洗剂坐浴,以后用高渗盐水坐浴,不再用 PP 水氧化剂坐浴,以免影响愈合。

六、术中要注意九保

一是保肛管皮肤,否则易引起肛管狭窄。二是保齿线。因齿线有最敏感的诱便和控便功能。但有的混合痔齿线也同时脱出已失去齿线的功能,为了治疗混合痔,齿线也只好行分段结扎一次切除,由肛垫代替齿线功能。三是保肛垫。认为肛垫比齿线控便功能还敏感。有的学者提出肛垫比齿线的控便功能更有临床意义。四是保内外括约肌。除肛裂手术治疗需要切断挛缩的内括约肌,这已是成功的术式。正常的内括约肌要保护,但病态的内括约肌或因病治疗需要切断内括约肌时必须全切断,并且要有矫柱过正的理念。部分切断术往往达不到松解的目的,如内括约肌切断仍不能松解,还可以切断环形四为一体的外括约肌皮下部(层),也可以切断内二层。学者对内括约肌挛缩较重者采用内括约肌上方的内环肌切断术,即是将直肠肌层的环肌层切断部分,对肛管狭窄较重者,矫正内括约肌挛缩效果非常好。五保耻骨直肠肌。耻骨直肠肌是从提肛肌中最大的耻骨尾骨肌分出来的独立肌肉,与外括约肌深部呈“U”形肌,是同行同作用的肌肉,一旦耻骨直肠肌硬化挛缩可引起直肠角变形影响排便功能。正常直肠角是 90°,大于 90°排便次数增多,小于 90°形成出口梗阻性便秘。所以手术治疗可以采用耻骨直肠肌切断术。学者采用损伤小的术式在肛门后缘作一弧形切口,用刀柄分离扩张挛缩的耻骨直肠肌使之拉长拉断。六保肛尾韧带。只要是不横行切断肛尾韧带不会引起肛管前移,纵行劈开肛尾韧带只切断交叉的肛尾韧带不会影响肛尾韧带作用。因为纵行切断只是切断交叉的肛尾韧带部分,直行的肛尾韧带没有损伤,在临床中,肛管狭窄者纵行切开解除肛管狭窄疗效很好,值得术中采用。七保会阴体肌。切断后肛管会后移位,特别是女性更要慎重保护。八保肛管直肠环。因直肠环是以外括约肌深部为主的多个肌束构成的肌性环(群),在排便功能上起一定作用,所以术中不能随意切断,如切断可引起肛管后移位、肛门失禁。因病必要时可部分挂线切断。但是高位肛瘘内口有时在肛管直肠环下,为治疗肛瘘的需要可行部分挂线慢切开,特别是高位蹄铁型脓肿和高位肛瘘更需要挂线。临床常见患有深部肛周脓肿后遗肛瘘时,指诊时可触到后位直肠环硬化,这是诊断后位深部蹄铁型肛瘘的特征。有的患者患后位深位肛周脓肿和肛瘘时,因脓肿炎性引起后位直肠环硬化甚至影响排便,可行挂线勒开解除排便困难。九保联合纵肌以及联合纵肌纤维。联合纵肌是固定肛管的轴心,联合纵肌是从内向外有内侧纵肌、中间内侧纵肌、中间外侧纵肌和外侧纵肌,将括约肌间隙分成四个环形小间隙,有内侧间隙、中间内侧间隙、中间外侧间隙和外侧间隙,经过这些间隙向肛管直肠周围间隙蔓延形成肛管直肠周围间隙脓肿。

七、肛周脓肿与肛瘘应与下列疾病作鉴别

(1)大汗腺脓肿:是一种特殊类型的脓肿,发生在肛周皮肤的大汗腺内,其脓肿表浅易自溃,形成大汗腺瘘,而且瘘道相互交通,没有内口,只有多个外口,如不及时手术治疗可继续发展。有的外口环绕肛门外 1 周,有的向大腿内侧,肛门后方形成窦道和瘘口,有的个别病例有30 余个外口脓液淋漓不断。在临床上要与肛管直肠周围间隙脓肿的皮下间隙脓肿作鉴别。要与肛裂的裂瘘作鉴别,大汗腺瘘不向直肠蔓延。

(2)原发性急性坏死性筋膜炎要与低位双间隙蹄铁型脓肿作鉴别。急性坏死性筋膜炎发生在肛门浅筋膜 1 周,多伴发浅筋膜坏死,脓液比较少,没有内口。过去本病死亡率占 50%,

现在治疗及时,死亡率下降。

(3)局限性肠炎:即Crohn病是回盲部局限结肠炎并发在肛门的脓肿和窦道,也称克罗恩病窦道。肛管常有不典型的肛裂,窦道深,易引起肛门变形。该病的原因在局限性回肠炎,多发生在回肠末端和回盲部,并发肛门部脓肿,其特点大而深,后遗瘘管属非瘘管性肛瘘。是克罗恩病合并肛门病变,是继发病,右下腹部压痛,有时可触及包块。

(4)藏毛窦和藏毛囊肿:是指窦内和囊内含有毛发窦道而言,如感染形成脓肿和窦道易被误诊为肛周脓肿和后遗肛瘘,也易被误诊为皮脂腺囊肿。多发生在肛门后方的骶尾骨部是1种慢性囊肿后遗窦道。临床上由于藏毛囊肿感染而引起的急性脓肿,内有牙齿钙化、毛发。自溃或切开引流后形成慢性窦道,窦道走行多向颅侧,很少向尾侧发生。学者曾遇到2例都误诊为肛周脓肿和肛瘘,经手术切开引流,清除坏死组织和毛发而治愈。

(5)肛门囊性畸胎瘤即皮样囊肿,又称囊性畸胎瘤。该病是先天性的疾病,囊内有毛发、骨片、牙齿。有囊性和实质性感染形成脓肿,易被误诊为肛周脓肿而手术切开引流,后遗窦道,手术治疗,必须将整个囊壁切除,否则不会治愈。

(6)裂瘘:因肛裂也是肛隐窝炎引起的,是肛裂的并发症。裂瘘多在肛裂中心,其次在肛裂的外方。学者曾遇1例向肛门后形成"Y"字形瘘,有两个外口汇成1个内口,经手术治愈。

(7)骶尾骨结核:是因骶尾骨发生骨质破坏形成慢性脓肿,向肛周皮肤破溃形成窦道,所以疑有骨质改变可作X线照片检查,骨质有破坏即可确诊。

(8)肛周皮脂腺囊肿:也称为非真性肿瘤即粉瘤,因皮脂腺排泄受阻所致、表浅性潴留性囊肿。囊内皮脂与表皮角化物集聚的油脂样"豆渣样",如感染形成脓肿要与肛周脓肿作鉴别。皮脂腺囊肿是继发感染,易被误诊为肛周皮下间隙脓肿,病变部位表浅,多在肛周皮肤两侧,有奇臭味。

(9)肛门疖肿:多发生在肛周皮肤的皮下层,脓肿小有白脓头,易发生红、肿、热、痛的四大症状与体征,有利于鉴别。

(10)肛肠病伴有糖尿病、心脑血管病、高血压、血友病、门脉高压症患者伴有痔疮大出血的治疗体会。

①糖尿病患有痔疮大出血者,传统经验认为不能急症手术治疗,易感染,术后伤口延迟愈合,又易引起术后大出血。但是我们的经验:在做好术前准备仍可以边治疗糖尿病边手术。因患者大出血不得不手术止血。作者的经验伴有大出血,可以手术治疗,伤口愈合不受影响。甚至有一例糖尿病伴有酮性酸中毒,血糖高发生痔疮大出血,手术后创口愈合也很好。这说明糖尿病患者,在做好术前准备、术中重视、术后处理,没有影响治疗,刀口一期愈合。

②门脉高压症患者伴有下消化道痔静脉曲张大出血、直肠内有血块,在急症下手术止血成功、治愈门脉性痔疮出血。

③重症痔疮伴有大出血,血色素已降至3g或6g,都采用一次性根治术,术后血色素恢复很快、愈合不受影响。

④血友病患痔疮引起大出血,手术一次根治术成功,术后有渗血,经压迫止血伤口愈合也没受影响,未发生继发大出血。

⑤对有冠心病患者伴有肛瘘,要做好术前准备、术中监护、术后处理。

⑥功能性便秘:排便困难,排便不尽感或排便时间长,不能一次性排尽大便。正常排便要争取一次性排便成功,避免多次排便。要求养成"晨起竖(直)立性排便习惯",如仍不能排便,不要久蹲厕所,可待饭后"胃肠反应性排便习惯"。作者介绍一种排便动作:在坐盆排便时可行前后摇摆动作,可改变肛直角,可协助诱发排便,达到顺利排便。

第四节　直肠脱出

直肠解剖:直肠位于骶尾骨前方,与第二骶椎平齐,上方连接乙状结肠,直肠向下穿过盆膈、下至齿状线。直肠全长 12～15cm 不等。儿童为 6cm 左右。直肠行经有两个弯曲,上弯曲部与乙状结肠连接,沿着骶骨弯向后、向右凸显,称为骶骨曲。下弯曲部沿着尾骨向前向左凸显,称为会阴曲。直肠全层由内向外分为直肠黏膜皮肤层(包括直肠黏膜层、直肠固有层、直肠肌板层)和直肠黏膜下层、直肠肌层、外膜层共四层分法。作者为了临床的需要,可以分为六层:即直肠黏膜层、直肠固有层、直肠肌板层、直肠黏膜下层、直肠肌层和直肠外膜层。四层分法中将直肠黏膜层、直肠固有层和直肠肌板层统称为一层。以盆膈为界,可将直肠分为两部,分为盆膈上部,又称为骨盆直肠部。盆膈下部,又称为会阴直肠部。

直肠脱出(垂):简称脱肛,来自直肠内脱垂或直肠隐性脱垂。直肠脱出分为两大类型,一类是套叠型直肠脱出(垂),又分别为直肠黏膜脱垂和直肠全层脱出。另一类是陷凹疝型直肠脱出,是陷凹滑动疝囊下降至直肠膨大部前壁、又套入(疝入)直肠膨大部和直肠颈部脱出肛外,这是两种不同解剖结构的直肠脱出。在治疗上也是截然不同的术式。直肠显性脱出(垂),是直肠黏膜层外脱垂和直肠全层外脱出(ERp)即直肠肛外脱出的一种类型。直肠显性脱出是直肠脱出肛外、是完全性直肠脱出。直肠隐性脱垂是不完全性直肠脱垂。是直肠黏膜层外脱垂,以小儿多见。直肠完全性外脱出,即全层脱出,以成人多发。隐性脱出即直肠内脱垂属于大肠外科。

一、直肠套叠学说

1968 年,Broden 和 Senllman 提出直肠脱出(垂),是由乙状结肠(即 S 结肠)套入直肠膨大部(即直肠壶腹部)。并发现直肠套叠始于乙状结肠与直肠膨大部交界处,是直肠第一个狭窄部。脱垂的平面比较高,套叠后向下移位,使直肠膨大部逐渐被推向远端的直肠颈部。由于反复套叠使直肠继续向下移位,使直肠侧韧带拉长,引起功能减弱,使直肠颈部扩大由肛门脱出。当直肠套叠向下移位至侧韧带时,由于此处有较强的筋膜附着,因而直肠通过较为困难。由于反复的腹压增加,使直肠膨大部经直肠颈部脱出肛外。如以套叠而言,常为上部活动的直肠膨大部,套入下部固定的直肠膨大部和直肠颈部,随之乙状结肠套入直肠膨大部经直肠颈部脱出肛外。学者认为直肠脱出的发生经多年临床验证,应把直肠套叠学说阶段,提升为直肠分型阶段,即套叠型直肠脱出阶段和陷凹疝型阶段。

二、套叠型直肠脱出(垂)

套叠型直肠脱出(垂),来源于直肠内套叠,是以直肠膨大部为主,包括乙状结肠和外科肛管的自发性脱出肛外,呈同心圆孔,即脱出(垂)的肠管顶端内外周壁所形成的同心孔。作者认为应从直肠套叠学说阶段,上升为直肠套叠型直肠脱出(垂)的阶段。直肠脱出(垂)又分直肠黏膜脱垂和直肠全层脱出,两种脱出的发病率占95%以上。

(1)直肠黏膜脱垂是直肠黏膜层、直肠固有层、直肠肌板层、直肠黏膜下层与直肠肌层分离脱出肛外的一种类型占15%,实际上是直肠黏膜下层与直肠肌层之间分离引起的直肠黏膜层外脱垂。

(2)直肠全层脱出:是直肠全层与直肠周围肌肉分离引起的直肠全层外脱出,占发病率95%以上。陷凹疝型直肠脱出是陷窝滑动疝下降在直肠膨大部的前壁疝入人直肠膨大部脱出肛外的一种类型仅占5%以下。类似小疝套入大疝脱出肛外的一种类型。

国外学者分型、分期和分度,其中有代表性的分法,如Geanrs分为不完全性直肠脱垂(即直肠黏膜脱垂)和完全性直肠脱出(即直肠全层脱出)。Beahrs的三型三度分法与Geanrs分法基本相同。

国内学者制定的直肠黏膜脱垂和直肠全层脱出的诊断标准是按型分法。一型脱垂:为不完全性直肠脱垂(即直肠黏膜脱垂肛外)。二型脱出:为完全性直肠脱出(即直肠全层脱出肛外)。脱出的直肠腔中心呈同心圆孔。而且二型脱出,又根据脱出的长度,临床又分为Ⅲ度。Ⅰ度脱垂(出):在排便时增加腹压和直肠套叠内压,使直肠黏膜层、直肠固有层、直肠肌板层和直肠黏膜下层脱垂肛外、脱垂的长度为4cm左右,可自行还纳。Ⅱ度脱垂:在排便时,直肠和乙状结肠和部分解剖肛管脱出肛外的长度为7cm左右,需手法复位还纳,常伴有肛门不全失禁(即肛门闭锁不全)。Ⅲ度脱出:在排便时直肠全层脱出,包括乙状结肠和解剖肛管脱出肛外,脱出的长度为10cm左右。患者甚至咳嗽,行走增加腹压时即可脱出,需手法还纳,同时伴有直肠黏膜充血水肿,如长期反复脱出,可并发直肠孤立性溃疡的特有症状。根据三个不同深浅度的直肠脱出,正是硬化萎缩剂消痔灵注射时必须掌握的深浅度,也是经肛门三联术治疗应掌握的原则。

长期反复的直肠全层脱出可致阴部神经损伤,引起不完全性失禁或便后肛门关闭不全,久而久之可使直肠脱出加重,则为乙状结肠内脱垂内套叠牵拉直肠膨大部脱出肛外的一种类型。经临床验证,应从套叠学说阶段,提升为套叠型直肠脱出阶段。直肠膀胱(子宫)间隙即Doulas腔,也是隐窝滑动疝向直肠膨大部疝入,最终脱出肛外的一种类型。也是硬化萎缩剂注射,使直肠全层的直肠外膜层与直肠周围肌肉层粘连固定。

经临床验证:直肠套叠应从套叠学说阶段,提升为直肠套叠型直肠脱出的阶段。

三、陷凹疝型学说

陷凹疝型学说:Moschcowitz.R提出直肠膀胱陷凹或直肠子宫陷凹腹膜滑动疝,又称腹膜陷凹或腹膜窝,在腹腔内脏的压力下,使腹膜陷凹疝囊下沉至直肠膨大部前壁,又疝入人直肠膨大部,最终脱出肛外的一种类型。因陷凹疝囊内有大网膜和小肠,在脱出的直肠可听到肠鸣音。辛显印指出:如把肛门称为脱出的陷凹疝孔或称为疝环的话,则腹膜陷窝疝囊在腹压增加时小肠连同直肠膨大部前壁一同疝入人直肠膨大部最终脱出肛外,可称为大疝中孕育有小疝、大疝即为脱出的直肠膨大部前壁、又可形象的称为大疝(母疝)。小疝即为脱出的陷凹滑动疝的疝囊、小肠脱垂又形象的称为子疝。其脱出(垂)的平面在直肠膨大部前壁腹膜反折的位置,呈圆形偏心圆。腹隐窝成为腹膜膀胱陷凹疝在增加腹压和小肠内压,将陷凹疝囊壁逐渐下垂后,将覆盖于其下的直肠前壁压入直肠膨大部。经临床验证,应从陷凹疝型学说阶段,提升为陷凹疝型直肠脱出阶段。脱出直肠呈偏心圆孔。

1.陷凹疝型直肠脱出

来源于陷凹滑动疝的大疝(母疝),是以陷凹疝囊下降至直肠膨大部的前壁,又套入直肠膨大部又经直肠颈部脱出肛外,小疝(子疝)套入大疝(母疝),所以陷凹疝型直肠脱出即有疝,又有套,也有脱、而形成脱出的部位在直肠前壁。呈偏心圆孔,不居脱出的中心,而是在前位的偏心圆。

2.诊断与鉴别诊断

随着肛肠解剖理论的不断发展和临床治疗(手术)技术的不断提高,应从学说阶段上升为分型阶段。

学者提出直肠黏膜脱垂和直肠全层脱出的学说阶段,应该从学说阶段上升为分型阶段。直肠脱出有2种类型:①直肠套叠型的直肠黏膜脱垂和直肠套叠型的直肠全层脱出,占95%以上;②陷凹疝型直肠脱出占5%以下。2种直肠脱出的性质、分类、分型截然不同,手术治疗方法也截然不同,直肠套叠型直肠全层脱出可经肛门"三联术"治疗,一联是缩短缩窄术;二联是肛门环缩术或肛门紧缩术;三联是直肠黏膜下层与直肠肌层之间注射硬化萎缩剂使之粘连固定,再使直肠与直肠周围肌肉层之间注射硬化萎缩剂使之粘连,则为双层注射硬化萎缩剂,使之粘连固定。陷凹疝型直肠脱出,需开腹封闭陷凹疝囊,再经肛门行直肠膨大部疝囊修补术。

四、套叠型直肠脱出(垂)的治疗

1.套叠型直肠黏膜脱垂的治疗

术前要根据直肠黏膜脱垂的长度与肛门括约肌松弛的程度分为Ⅲ度。Ⅰ度脱垂的长度为4cm左右,所以在Ⅰ度脱垂注射消痔灵时,针刺范围不能超过5cm。Ⅱ度脱垂的长度为7cm左右,针刺的范围不能超过8cm。Ⅲ度脱垂的长度为10cm左右,针刺的范围不能超过11cm。这是治疗直肠黏膜脱垂,注射硬化萎缩剂消痔灵的标准和原则。

(1)儿童直肠黏膜脱垂:选用消痔灵1:2(低比),经肛门外、在截石位3、6、9点位,呈扇形注射在直肠固有层和直肠黏膜下层的双层注法,注射的范围不能超过5cm。必要时在齿线上方注射消痔灵,呈环形点状注射在直肠固有层,可加强肛门环缩,防止直肠黏膜外翻和部分脱垂。

(2)成人直肠黏膜脱垂:根据脱垂的长度和肛门内括约肌松弛的程度,分别选用1:1(等比)或1:2(低比)或2:1(高比)硬化萎缩剂的消痔灵液,注射在直肠固有层和直肠黏膜下层,使直肠黏膜下层与直肠肌层粘连固定(即双层注射法)。另外注射在直肠黏膜下层与直肠肌层之间和直肠外膜层与直肠周围肌肉之间,直肠两侧注射也是一种双层注射法。必要时在两侧骨盆直肠间隙、直肠后间隙、两侧坐骨肛管间隙和肛管后深间隙的多方位、多层次注射消痔灵液,使之直肠上提更加牢固。这就是两种不同的双层注射法和部位。

(3)高龄老年直肠黏膜脱垂,采用经肛门内高平面、刺针达到直肠黏膜脱垂的最高点,行三纵二横,直肠黏膜下层与直肠肌层之间注射消痔灵,使直肠黏膜层与直肠固有层粘连缩短、缩窄,实际上也是一种双层注射术。另一种双层注射术,是在直肠黏膜下层与直肠肌层之间和直肠外膜层与直肠周围组织注射硬化萎缩剂,使之粘连固定,这就是2种双层注射。成人直肠黏膜脱出较长者,也可以应用三纵的左、右、后一纵一横钳夹结扎。必要时加用肛门环缩术或紧缩术,防止术后直肠黏膜外翻或肛门关闭不全。

2.套叠型直肠全层脱出的治疗

根据直肠全层脱出的长度和肛门内括约肌松弛的程度:选用经肛门"三联术"治疗套叠型直肠全层脱出、疗效确切。直肠全层脱出,是指直肠黏膜层、直肠固有层、直肠肌板层、直肠黏膜下层、直肠肌层、直肠外膜层以及部分腹膜层与直肠周围肌肉之间分离后脱出肛外的一种脱肛类型。

经肛门行"三联术"治疗套叠型直肠全层脱出。

一联术:使直肠黏膜层、直肠固有层、直肠肌板层、直肠黏膜下层左、右、后三条即二纵一横钳夹、10号丝线分别缝扎,即为缩短、缩窄术,也是直肠瘢痕固定术。将脱出的直肠四层左、右、后三条,二纵一横交错钳夹贯穿缝合结扎或单纯结扎、也可双线分别结扎使直肠缩短、缩窄,并在缝扎的根部注射1:1(等比)消痔灵1mL。在术中要保留3、7、11点位的肛垫,既不结扎,也不注射硬化萎缩的消痔灵液。

二联术:在肛门行环缩术,即Thirsch手术或者紧缩术。环缩术:是在肛门前后正中各切0.5cm放射形小切口,用双10号丝线或用医用塑料管经前正中小切口进针,沿经括约肌间沟行针,至后正中小切口出针,再向对侧括约肌间沟行针至前正中小切口出针结扎,使肛门能容纳二指即可结扎。也可经侧位3点和9点位切口同法行环缩术,其目的可使丝线周围形成纤维环,可替代肛门内括约肌功能。

三联术:即在直肠固有层和直肠黏膜下层的双层注射术法,选用1:1消痔灵液或1.5:1的消痔灵液。在肛门左右两侧,距肛门缘2cm进针,实际是肌间沟行针,呈扇形注射在直肠外膜层与直肠周围肌肉层之间或双侧骨盆直肠间隙内。直肠后间隙,双侧坐骨肛管间隙及肛管后深间隙与直肠外膜层粘连固定的双层注射术,又称固脱术。作者强调,在消痔灵液内加适量肾上腺素,使硬化萎缩剂的消痔灵在局部产生最佳粘连固定,以防再脱。同时又可防止消痔灵吸收太快,引起反应性头晕、恶心。特别注意防止将消痔灵注入静脉血管内引起门静脉炎,甚至进入肝内引起肝坏死。为防止术后直肠黏膜外翻,可在齿线上方,环形结扎直肠黏膜层一周,每个结扎之间留有黏膜桥。紧缩术:术式比较复杂,在后位或在侧位作一弧形小切口,分离出肛门内括约肌和外括约肌二部摺叠缝合二针,使之肛门紧缩。

3.陷凹疝型直肠脱出的手术治疗

经剖腹缝合封闭陷凹疝囊,而后经肛门一纵一横钳夹结扎直肠膨大部前壁的直肠黏膜层、直肠固有层、直肠肌板层和直肠黏膜下层,使直肠膨大部缩窄缩短,并同时在结扎的根部注射1:1消痔灵1mL,使之上提粘连固定。

五、肛门环缩术

肛门环缩术:在肛门前正中肌间沟处作一放射小切口顺括约肌间沟穿向后再穿行至肛门后正中切口,再向对侧顺括约肌间沟穿行至前正中切口出针结扎能容纳两指结扎不能过紧过松。

六、肛门紧缩术

将肛门肛管皮肤向上钝性分离至齿线,暴露出肛管后三角间隙,将皮瓣推入肛内,用 1 号丝线将松弛的两侧外括约肌浅部,牵拉褶迭缝合 2～3 针,闭合肛管后三角间隙。将肛管推向前方,使直肠与肛管形成的弯曲角度纠正肛管直肠角(即肛直角),再将皮瓣从肛门内拉出,做倒"⌃"字形切除,切口上端至齿线,最后将肛门和肛管皮肤做全层缝合。

第五节　直肠息肉

直肠息肉属于中医学息肉痔,根据形态又有珊瑚痔、樱桃痔之称。本病始见于《灵枢·水胀篇》:"寒气客于肠外,与卫气相搏,气不得荣,因有所系,癖而内著,恶气乃起,息肉乃生"。《外科大成》又称:"悬胆痔,生于脏内,悬于肛外。"明确指出了息肉的病名、根据形状和部位,所以称直肠息肉。

现代医学认为,直肠息肉是一种黏膜增生的赘生物,是常见的直肠良性肿瘤,但也有少数息肉可以发生恶变。本病好发于儿童和男女青年,发病男多于女,偶见于老年人。以无痛黏液血便为特征,血液多附在干便表面上呈鲜红色。便后息肉脱出肛外可自行还纳,但也有的发生息肉嵌顿需手法还纳。息肉在胃肠道任何部位都可以发生,但以直肠最为多见属于肛肠科。是生在直肠黏膜层的赘生物,不同于阳腺瘤,分为无蒂性息肉(即基底型息肉)和有蒂性息肉。也有长蒂息肉甚至超长蒂形息肉、蒂比较长、平日大便不脱出,因息肉瘤体比较大、蒂长、脱出后嵌顿,每当腹泻时可脱出肛外。尽管这些息肉,属于良性肿瘤的范畴,但在临床中也发现其中部分与癌肿有密切关系甚至发生癌变。有的学者认为,95%的直肠息肉是腺癌性息肉前期,一旦发现应及时手术切除。

直肠息肉根据息肉的形状、数量、位置高低和有蒂或无蒂,可分为以下几种:

(1)腺瘤性息肉:是一种良性息肉,分为有蒂息肉和无蒂息肉即广基息肉,有蒂而长,又如桑葚状,特软,有弹性,色鲜红,易出血。

(2)绒毛乳头状瘤,又称乳头状息肉,广基无蒂或有蒂,表面凹凸不平,呈颗粒状,分叶状。形似海绵,红色或灰白色。多发生在成年人,也是一种良性腺瘤,多发生在直肠上部和乙状结肠下段,多为单发绒毛息肉。

(3)炎性息肉无蒂小颗粒状,不发生恶变。

(4)息肉病发生在全结肠,息肉形态大小不一。有的群生,有的发生融合成片,质软,有时表面糜烂或溃疡,呈红色或黄白色。

(5)单发性息肉,仅一个息肉,常为假性炎性息肉。

(6)多发性息肉,两个以上息肉,多发生在直肠膨大部。

(7)高位息肉,便后无脱出,指诊摸不到。诊断手术都比较困难。必须住院检查确诊后行手术治疗。高位,蒂长,腹泻时易脱出,易嵌顿。

(8)低位息肉,便后脱出肛外,指诊能摸到。可经肛门手术切除或仪器烧灼治疗。

(9)广基性息肉,在术中要特注意切除后要彻底缝合止血,以免术后大出血。曾遇 1 例缝扎止血待体位变动时结扎处中心回缩引起大出血。正好麻醉尚未过时,又及时再缝扎止血。

(10)带蒂性息肉,在术中有时找不到息肉,息肉一旦被发现,应立即手术。

(11)单发性腺瘤生长缓慢,不转移,切除后不复发。息肉病和绒毛乳头状瘤,恶变程度比较高。因此,对广基性息肉形态不整,尤其在老年人,应考虑有恶变的可能,宜先做病理检查除外恶变后,方可按息肉手术处理。息肉切除后,凭肉眼不能正确区分良性或恶性,必须做病理检查才能定性。送检时应将息肉的体、蒂、底三部分别送病理检查,以免造成息肉体部误诊。对多发性息肉,取多个息肉做病理检查,因多发性息肉,常有良性与恶性混合存在的情况。学者曾遇 1 例男性,直肠息肉约 3cm×3cm,每当腹泻时即脱出,不腹泻不脱出。有一次脱出嵌顿,前来门诊,医生手法还纳后,待次日手术切除,在麻醉后,找不到息肉,而停止手术。患者主诉每当腹泻息肉即可脱出,不腹泻息肉不脱出,因息肉蒂长,经肛门手术找不到息肉,经协商后只好待再次腹泻脱出嵌顿时,来院急症手术切除。

目前息肉分类,多按组织学分类:肿瘤性腺瘤和非肿瘤性息肉。尽管这些息肉属于良性肿瘤范畴,但是在临床中大部分直肠息肉与癌肿息肉有密切关系。有的学者认为 95% 的直肠息肉,是癌前期腺癌性息肉,一旦发现应及时手术切除送病理检查确诊,以防万一。国内报告直肠息肉有 98% 为腺瘤样息肉,是直肠与乙状结肠最常见的良性肿瘤,多发生在男性成年人。近年来儿童发病有逐渐增多的趋势,应及时就诊,应与直肠癌鉴别。特别强调:新生物息肉,包括腺瘤性息肉,也称恶变前期。尤以绒毛状腺瘤容易恶变,管状腺瘤不易恶变。非新生物性息肉是指增生性息肉、炎性息肉,多发生在直肠,瘤体较小。增生性息肉是由成熟的黏膜细胞组成。炎性息肉多发生于溃疡性直肠炎,多为非癌变前期。

治疗方式以手术结扎切除为主或以仪器烧灼切除。值得注意的是:蒂形息肉结扎或烧灼必须留 0.5cm 的蒂以防结扎线脱落发生出血。广基形息肉缝合结扎时,必须将整个广基缝合结扎,以免广基回缩引起致命的大出血。曾遇 1 例广基息肉切除缝扎不牢,中心回缩引起大出血即在手术室又缝扎止血。

第六节 高龄晚期直肠癌非手术治疗

近年来,直肠癌的手术疗法已取得一定进展。但老年晚期直肠癌引起排便梗阻。因患者年高、体弱、多病,难以承受手术疗法的打击,或者晚期无法手术根治,为延长寿命,控制肿瘤增长而引起肠梗阻。我们探讨试用一种非手术疗法在直肠癌周围注射硬化萎缩剂治疗失去手术机会的老年晚期直肠癌,以防远处转移、近处扩散,采取保守方式进行治疗,以防因肿瘤增长引起直肠梗阻,也是一种姑息饥饿疗法。

一、原理与目的

目前所用的硬化萎缩剂为消痔灵,采用高比自配的 3:1 浓度的消痔灵即消痔灵为了局麻利多卡因为 1,可以阻断进入直肠癌周围的血液循环,达到阻止癌细胞的生长,防止肿瘤局部扩散及远处转移肿瘤增生,并可使肿瘤逐渐缩小的目的。有防止癌肿增长引起肠梗阻的作用,避免乙状结肠造瘘的痛苦,是一种姑息性治疗方法。

二、注射方法

术前禁食、输液、清洁灌肠准备注射术。将消痔灵注射液配成 3∶1 浓度,内加少量肾上腺素,沿直肠癌周围注射。每次注射 3∶1 消痔灵 30mL,每隔 5 天注射一次。第 5 次后每隔 15 天注射一次,直至出现疗效即血管萎缩便血停止,癌肿缩小为止。另外,同时配合使用化疗药氟尿嘧啶静脉滴注及癌肿周围注射,有条件可选进口抗癌药,配合应用。小功率多功能电离子治疗仪、射频和微波、碳化癌肿表面或打洞烧灼电凝,使癌肿缺血使肿瘤缩小有一定的作用。同样也可用 SPZ-B4 型射频痔疮治疗机碳化肿瘤。必须同时长期应用小剂量抗癌药治疗。

本疗法适用于失去手术时机的高龄晚期直肠癌患者,且无其他脏器转移,无明显肝、肾功能损害、贫血和心力衰竭。近年来我们对多例患者使用本法。取得满意的近期疗效。可以防止肿瘤增生引起直肠梗阻,值得临床试用。此法可防止癌细胞向远处转移和局部扩散,防止因肿瘤增大而引起肠梗阻,从而延长寿命。目前有人采用无水酒精同法注射,疗效也比较满意,供肛肠医师参考。

第七章　肛肠科手术及并发症的处理

第一节　肛门手术的基本技术及其临床应用

肛门手术看起来很简单,做得好却很难,没有经验者的手术很难取得较满意的疗效。判断肛门手术疗效好坏的依据是:①病变已治愈或已去除;②肛门形态恢复到接近正常;③未损伤肛门的功能;④治疗带来的痛苦较少;⑤治疗(治愈)时间短,费用低等。这五个要素中的任何一个要素都必须达到及格分,综合分越高越好。

一、肛门手术的基础

1.肛门手术的基本要求

肛门部解剖、生理、病理有其特殊性,从外科角度来看,肛门的特殊性表现为:①区域狭小,并为括约肌环绕;②肛门上皮、齿状线、肛门腺、括约肌等器官的结构复杂,具有一定的特殊性;③经常为粪便、细菌所污染等。如手术时不考虑到这些特殊性,违反其生理病理特点,就容易出现创面不愈合、疗效不好等后果。因此要注意以下几个方面:

(1)掌握肛门的解剖、生理、功能知识,正确把握各个患者的病变情况。积累相关的手术经验很重要。

(2)注重根治性,去除有必要去除的病变组织。

(3)在根治疾病的同时,注意保存正常组织,对正常组织损伤者,必要时要做修补。

(4)保持手术创面光整,引流通畅,即手术创面不能出现凹凸不平。

(5)必须做向外的引流创面是肛门手术的基本原则之一。现在临床上常采用半缝合肛门内部创面的术式,以使创面尽量缩小,加快创面的愈合。但并不表明完全不需要引流创面,依然必须做最小程度的必要的引流。

(6)不残留有血行障碍的组织,如该组织以后坏死,就可能影响创面的愈合。

(7)注意防止肛门狭窄。这一点早就成为肛门手术特有的一点而一直被强调。

(8)止血要完全。最近由于使用如前所述的半闭锁术式,出血的危险性和次数都有所降低,但如在缝闭的创面内出血,就成为血肿而化脓,易引起各种各样的障碍,所以必须避免。

(9)不残留异物。以前一直使用的是丝线,但因为其易造成异物刺激,最近已不被使用。希望尽量少用缝线,而细致地使用电刀。

2.肛门手术创面愈合的基本条件

为了使肛门手术创面顺利愈合,必须满足以下几项:①无严重的污染;②无重度的压迫;③无血行障碍;④无过度的张力等。

3.制作创面的基本原则

为满足上述条件,制作创面的基本原则是:①向外的引流通畅;②创面平整;③无其他组织压迫;④张力较小;⑤无血行障碍;⑥组织抗感染力强;⑦组织对合好;⑧无括约肌紧缩的因素影响;⑨营养供应好;⑩保持清洁;⑨无有害细菌繁殖等。

4.创面的基本形状

手术创面的基本形状必须满足上述基本条件,有多种不同的创面。实际手术中要根据病变的种类、程度等,综合应用多种基本技术做好合适的创面。

制作肛门部创面的切除、切开、缝合技术,并无不同于其他部位创面之处,将这些简单技术配合应用,就能达到要求。在病情复杂、多种病变并存且相互影响时,采用合适的手术技术并取得较好的治疗效果,就有相当的难度了。

5.引流的概念

创面的引流与创面的形状一样重要。因为肛门部创面易为粪便污染,又受到括约肌收缩的影响,容易导致愈合不正常。肛门部手术都必须考虑引流,不考虑引流就不能治愈疾病。做好合适的引流创面,常常是迅速而顺利地治愈肛门疾病的决定性因素。但引流创面并非越大就好,引流创面过大时会损伤较多的正常组织,使创面愈合延迟。因此,在满足引流的条件下,应尽可能缩小创面面积。

6.制作引流创面的基本原则

(1)肛管内的创面一般向外做引流创面,偶尔也有向直肠内做引流创面的特殊情况。

(2)引流创面越向外越大,呈水滴状。

(3)肛内创面越大,引流创面越大。

(4)内方创面越深,引流创面越大。

(5)内方创面的污染越重,引流创面越大。

(6)内方创面的预计愈合时间越长,引流创面越大。

(7)内方创面的形状越不好,引流创面越大。

(8)如创面存在凹凸不平、血行障碍等情况,引流创面应相应增大。

因此病变重、愈合慢、术者缺乏经验、开放性创面时,必须做较大的引流创面。相反,如手术者操作熟练,应尽量使内方创面小而美观,为此应尽量缝合创面,缩小创面包括引流创面。为此,在手术中越来越多地采用了缝合技术。

7.手术创面的具体形成法

术前对手术部位进行充分的观察,术中切除病变组织时要尽量减少对正常组织的损伤,要使创面的形态便于通畅引流和生长愈合。为了尽可能缩小创面,能够缝合的部分予以缝合。切除凹凸不平的、不洁的、有血行障碍的、压迫创面的组织或病变。必须使肛门宽松合适,如有肛门狭窄则予以切开扩大,如肛门过松则予以缝缩。综合采用缝合创面、剜除、肌肉充填、皮瓣转移覆盖法等多种手术技法,做好满足要求的、面积最小的引流创面。

二、不同病变手术的基本原则

1.痔

在痔核手术中应尽量保护好肛管上皮、彻底切除病变的痔组织,方能达到保全肛门的形态及功能、根治疾病的目的。痔核半闭锁式的要点:将痔核结扎切除,保护好肛管上皮,肛管内的创面予以缝合闭锁,肛门外的创面向外开放引流。如同时有并发病变,则术中同时予以切除。

环切术式因将肛管上皮与联合纵肌筋膜附着部一起切除,易导致排便感觉减弱、狭窄或黏膜脱垂等并发症,所以目前已被淘汰。取而代之的是由 Milligan. Morgan 所倡导的结扎切除术。该手术要求:①尽可能切除全部的痔组织;②尽可能保存肛管上皮;③向肛外做合适的引流创面;④切除肛乳头肥大(纤维瘤)、皮赘外痔等伴随病变;⑤不残留坏死组织;⑥充分止血;⑦不残留丝线等异物;⑧使肛门扩大到适当的宽度;⑨使脱出的肛门上皮尽量回到正常的位置等。

Milligan. Morgan 的原术式主张尽可能切除痔核组织,这一点与尽可能保存肛管上皮存在矛盾。尽可能保存肛管上皮的术式采用的是从肛门上皮下剜除痔核组织,保存肛管上皮,使其复位到原来的位置并固定的方法。保护肛管上皮的术式,将每仑内外痔核与肛管皮肤和黏膜同时切除,但切除的幅度较窄,形成的创面呈葫芦形。在将肛管上皮下的痔组织潜行剥离切除后,再将肛管上皮复位缝合固定于正常位置。手术结束时,创面内方被缝合闭锁,仅外方创面开放引流。

完全的肛门上皮保存术式在尽可能保存肛门上皮术的基础上,将内外痔核分别切除,剜除痔核间肛门上皮下的痔核组织,缝合闭锁内痔切除部创面。

2.肛瘘

在肛瘘手术中彻底清除内口与原发脓肿之间的病灶是治愈肛瘘的基本要求。此外术中要注意充分止血、保护好肛门括约肌、产生大的无效腔时用肌瓣充填、运用半缝闭术式缝闭肛内创面等。采取这些手段后,能在保全肛门的形态、提高肛门的功能的同时,降低术后并发症的发生率。

肛瘘手术的基本原则是:①处理好作为肛瘘发生根源的内口是最低要求;②降低复发率;③不损伤括约功能;④尽可能减少肛门的变形,以及由变形产生的症状和功能障碍;⑤尽可能地缩小创面;⑥减少术后患者的痛苦;⑦缩短治愈时间;⑧同时治疗其他病变等。无畸形、无功能障碍、创面愈合快而彻底、没有复发都很重要,只有符合这些原则的术式才是理想的术式。

(1)肛瘘切开术式:肛瘘切开术是肛瘘的基本术式,是将内口与外口间的瘘管全部切开或切除的术式。切开术式适用于:①浅而单纯的小肛瘘;②有必要仔细检查全部瘘管者,如有癌变可能者;③难治性肛瘘(如复发性肛瘘或克罗恩病所致肛瘘)等情况。

要点:①切开全部瘘管,防止遗漏病灶;②剥离内口切除部的肛管上皮及肛门腺;③向外通畅引流,创面的形状多为水滴形;④切除创缘其他伴随病变,特别是易脱出到创面凹陷中的病变,如肛乳头肥大(纤维瘤)、痔核等,将创缘修整齐。

(2)肛瘘保存括约肌术式:采用保存括约肌术式治疗的目的是为了尽量不损伤括约肌,避免导致肛门失禁和肛门变形。但肛瘘保存括约肌的术式并非对所有肛瘘都是最好的术式,总体而言,保存的括约肌等组织越多,肛瘘的复发率越高。随着手术技术的进步,手术经验的丰富,治疗病例的积累,肛瘘手术后的复发率也会逐渐降低。关键是选好合适的适应证。

保存括约肌术式的基本要点包括:①残留瘘管的支末端不切开(Hanley 术式);②重新缝

闭切开后的创面;③切除内口;④用转移皮瓣覆盖内口;⑤不切开瘘管,在瘘管内放入引流条;⑥用肌肉等组织充填瘘管;⑦潜行剥离瘘管;⑧切除部分内括约肌后将原发脓肿切除(Parks术式);⑨缝闭内口等。尽管术式不同,但在切除掉内口作为最基本的要点这一点上都是相同的。临床上常根据肛瘘的类型、深度、宽度、大小、复杂性、与括约肌的关系、多发性、发生部位、脓肿期或慢性期、特异性(克罗恩病等)、癌变等,选用上述要点中的某种方法为基本方法开展手术。

①皮下、黏膜下瘘(隅越分类Ⅰ型):这型肛瘘短小且表浅,不涉及括约肌,但常常合并肛裂等,由于内括约肌硬化而导致肛门狭窄。术式有切开后开放、开放后运用滑动皮瓣移植覆盖,在肛瘘的炎症波及周围组织时用前者,未波及周围组织时用后者。

②低位肌间瘘(隅越分类ⅡL型):所用术式较多,主要分为切开术式和保存括约肌术式。此型瘘管在后方者绝大多数都做切开术式;在前方(特别是女性前方)或在侧方、范围大而位置高的复杂肛瘘,宜采用保存括约肌术式。切开术式的适应证是低位、单纯而短的瘘管,即使切开也不会导致肛门变形及肛门失禁等。

③高位肌间瘘(隅越分类ⅡH型):瘘管向上方的直肠延伸,切开瘘管虽不会损伤括约肌,但有可能导致出血。治疗此型肛瘘时,只要处理好内口、向肛门外方做好引流创面就有可能获愈。此术式不损伤括约肌,学者也一直采用这个术式。该型瘘管如产生直肠狭窄而必须切开狭窄部瘘管时,因切开部可能有大血管走行,一旦发生出血止血较困难,所以此处是肛门手术中的危险地带之一。可以用电刀将切开的创面充分止血、缝合,或者用橡皮筋或者丝线做2期切开。

④坐骨肛门窝瘘(隅越分类Ⅲ):内口大多位于肛门后正中,原发脓肿在肛门后方的内、外括约肌间(肛门后间隙)形成后,向两侧的坐骨肛门窝扩展。位置较深,易向两侧呈马蹄形扩展到肛提肌下,治疗难度大。对此型肛瘘采用切开内口至原发脓肿间的病灶、切开肛门后间隙、切开两侧瘘管的术式治疗,根治率接近100%。但术中只有肛提肌被保留下来,多数病例会发生肛门失禁,肛门后方的组织缺损、变形(所谓的钥匙孔畸形)等重度并发症,所以应尽量避免采用切开全部瘘管的术式。

对于两侧瘘管细小的病例,采用保留两侧支管(开窗引流)、仅在肛门后方切开的Hanley术式较为合适。但两侧的支管粗大时,如将其残留下来,就有可能发展成脓肿,依然会有肛门后方的钥匙孔畸形,对此,用取自周围的肌瓣充填两侧的支管有一定的作用,但也会切断外括约肌,在取肌肉瓣处形成新的缺损。进一步改良的方法是仅切开、切除内口与原发脓肿间病灶,对产生的小缺损用肌肉瓣充填,这是所谓的小肌瓣充填法(岩垂)。但重症患者采用此术式治疗,可能会降低治愈率。学者主张的方法是,切除后方的内口与原发脓肿间的病理组织,从周围制取肌瓣消除张力后充填在创腔内,然后缝合闭锁;将两侧的支管敞开引流。

⑤骨盆直肠窝瘘(隅越分类Ⅳ型):此型肛瘘的内口在后正中瘘管向肛提肌上方的骨盆直肠窝扩展。此型肛瘘的治疗难点是:如采用切开术式治疗,肛门的括约功能就会丧失殆尽;另一方面,此型肛瘘常伴癌变、结核和克罗恩病等特异性疾病,且常伴有直肠穿孔,有必要切开全部瘘管仔细检查。学者采用的方法是:在离开肛门相当远的地方、以后方为中心弧形切开组织,到达瘘管后将其切开,仔细检查,或取活组织检查,如有大的缺损就用周围组织充填。从肛

门内切除从内口与原发脓肿间的原发瘘管(主瘘管),在肛门内做浅浅的引流创面,缝合闭锁从内口部通向主瘘管间的创面。

3.肛裂

在根治肛裂时,要切除裂创、瘢痕、肛乳头肥大、皮赘外痔等病变。接着解除狭窄、用转移皮瓣移植覆盖。通过去除病变和解除狭窄获愈,并预防并发症的发生。

第二节　肛肠疾病的日间手术

肛门疾病的门诊治疗是日间手术的缩影,大致可分为三类:轻症为非手术疗法(药物疗法),中度为门诊处理,再重些的入院做根治术,效果介于药物疗法与根治法之间。学者提出的日间手术的基本要求是:①操作简单;②安全;③并发症少;④疼痛轻;⑤治疗效果较持久。

一、历史和现状

在日本,以往门诊治疗肛肠疾病时,在小医院多采用专门的腐蚀疗法,有人认为该疗法具有一定的优点。这种腐蚀疗法采用高浓度的药剂,其药物成分通常是秘而不宣的,可能有全身及局部的副作用,在超出适应证范围使用时其缺点更为明显。

第二次世界大战后,Milligan-Morgan 的痔结扎切除术、肛瘘的 Parks 术式、Hanley 的坐骨肛门窝瘘的保存括约肌术式、直肠黏膜脱垂的上皮移动覆盖术等被引进日本并得到进一步改良、普及。但是这些治疗都是以住院或手术作为前提条件的,而患者更乐意接受开放、进步的治疗。鉴于目前大型、综合性医院病床数不足,学者主张尽量采用门诊治疗。

在欧美,手术和处理不妥产生并发症时易引起诉讼,故倾向于住院手术。但由于结肠疾病的增多、治疗费的高涨,为了控制医疗费,也采用日间手术。这促进了日间手术的广泛开展。在日间手术前强调要做结肠内镜检查以排除结肠疾病,日间手术当天,先予适当的术前处理和术前检查,再做肛门手术。麻醉觉醒后,确认无并发症才让患者回家。

二、各种肛门疾病的日间手术

1.内痔

(1)硬化疗法:Goligher 认为,硬化疗法对于符合适应证的病例效果显著,非常简便易行。1969 年 Morgan 对此进行过一步的研究。但该疗法当初曾遇到了相当大的抵制。该疗法的特点是:由于在直肠黏膜下注入 5%酚杏仁油使痔核硬化,故即使是粪便擦过痔黏膜面也不会导致出血,而且痔核与周围组织固定而不再脱出。根据坂部的动物实验及学者的有关组织学方面的临床研究已经知道,胶原样纤维组织增生和压迫

①适应证:典型的适应证为Ⅱ期内痔,但对Ⅲ期内痔也有相当好的效果。禁忌证是外痔、血栓形成、合并其他痔疾等。Goligher 认为全部内痔患者的 1/3 都是硬化疗法的适应证。

②操作:在痔核与黏膜间,亦即在黏膜下组织内注入。根据提吊效果,远离皮肤、避免疼痛,阻断痔核根部的血流这三点要求,注射部位选择在痔核的上端。注射量,每个痔核小的为1~2ml,平均为 2~3ml,大的为 4~5ml 或者更多。

③注意事项:避开外痔和皮肤。为了避免将药物注入血管内,先将针尖刺入,用针筒回抽,

确认无血回流,然后将药物注入。

④效果:对止血有特效,在学者采用硬化疗法治疗的患者中,98.6%的患者都能看到止血效果,此外对疼痛的有效率为96.8%,对服药治疗效果不明显的脱出症状的有效率为85.1%。

⑤不良反应:有时会引起身体不舒服、眩晕,但其中大多是由精神紧张引起的,因此嘱咐患者让其放松,到清凉的环境。注意以上几点进行处理。

(2)结扎疗法:结扎疗法以前是使用缝线进行结扎的,但是自从 Blaisdell 发明套扎器后,广泛使用 Blaisdell 套扎器,最近在治疗中也使用 Barron、McGivney 的套扎器。这种套扎器呈手枪样,一扣扳机就可在被牵入内筒中的痔核周围套上胶圈,紧扎痔根部,而使痔核逐渐坏死。

①适应证:Ⅱ～Ⅳ期的内痔,不适用于外痔,或隆起不显、不能吸入套筒中的内痔核。

②效果:痔核在数日内完全坏死,胶圈在1周内脱落,创面缩小,炎症减轻,几乎没有疼痛,创面在2周左右就可获愈。

③并发症:采用结扎疗法有可能在治疗后发生继发性出血。荒川报告2098例中有11例(约为0.5%)发生继发性出血。认为在痔核太大、有大动脉流入时和有动脉硬化的患者最好避免使用本法。

④疗效:如痔核完全为胶圈套扎住而坏死的话,痔核就会完全脱落,因此根治率很高。欧美目前大多采用该法。其优点为简便、迅捷、无须麻醉、创面愈合快等。该疗法的缺点是不能处理合并的外痔。关于这个问题,欧美学者认为只要切除内痔,外痔就缩小。

这种硬化疗法和结扎疗法是门诊治疗的代表方法。那么,哪一种方法比较好呢?关于这一点,Greca 认为这两者几乎相同,但技术不熟练的医生所做结扎疗法的合并症较多,Gartell 认为结扎疗法在改善症状和远期疗效方面较好。

(3)扩肛疗法:因内痔患者的肛门有硬的狭窄环形成,这会阻碍血液循环而造成血液淤滞。这是采用扩肛疗法治疗内痔的理论依据。但是对扩肛疗法持否定态度的人很多,有人认为扩肛疗法治疗内痔无效,不少患者会发生肛门失禁。

(4)冷冻疗法:冷冻疗法是运用氧化亚氮(笑气)、二氧化碳或液氮,使痔组织冻结,使痔核坏死脱落而治愈的方法。据日本东邦大学第一外科介绍,能同时用于治疗内痔、外痔。运用气体可得-70～-80℃的低温,运用液氮可得-196℃的低温。运用气体的气体及器械都简单、便宜,而运用液氮的器械较大,既复杂,价格也很昂贵。

操作方法:对外痔做局部麻醉,使冷冻头紧贴内外痔核,冻结内痔约0.5～1min 时,形成冰球,多重复冻融2次。术后不久渗出液增多,有时伴有一些疼痛和肿胀。这种冷冻疗法曾盛行了一段时间,但因为分泌物特多,多伴有不适感、肿胀感,最近已不太使用。但是这种疗法有不需使用特殊药物、能治疗外痔、疼痛相对较轻等优点。

(5)结扎切除法:Ⅲ～Ⅳ期的内外痔是住院手术治疗的适应证,但症状较轻、痔核个数较少者在门诊手术是可行的。在局麻下做与住院手术时同样的根治术式——结扎切除法,基本方法是纵行夹住内外痔核后从根部将其结扎切除。现在多采用保存肛门上皮、缝闭肛内创面的半闭锁式,由于保存了肛门上皮且缝闭创面,故术后疼痛及出血较少。

2.肛裂

肛裂病情轻者做门诊非手术治疗(药物疗法),重者住院手术,不轻不重者做门诊处理。门诊处理的适应证是合并症不太严重的肛裂。

狭窄性肛裂的肛门狭窄是由于内括约肌等组织的瘢痕形成而导致的,因此,消除狭窄是治疗的关键所在。

(1)用手指扩肛法:用手指扩肛法是用局麻药在肛门周围做充分的浸润麻醉,然后用手指逐渐加大力量向4个方向扩肛。因粗暴操作会损伤括约肌和肛门上皮,扩肛只能扩至在肛门内能足够放入两指时为止,术后几乎不做其他处理。术后复发者较多,或反过来导致肛门括约不全,但是如扩肛的程度、方式正确的话,就能避免这些并发症。优点是:操作简便,而且几乎无创面,故合并症较少。

(2)内括约肌侧方切开术:内括约肌侧方切开术(LSIS)是在局麻下切开内括约肌的方法。有直视下切开开放与非直视下潜行闭合式切开两种方法。后者通过肛内手指触知内括约肌的切断,如术后不做适当压迫就容易出血。出血停止即可出院。开放式与闭合式的差别是:开放式确切且止血充分;闭合式简便、创面小、愈合快,但止血不充分。LSIS不仅在欧美,在我国也有很多单位开展,都取得了较好的成绩,合并症也较少。Marby比较了用手指扩肛和LSIS法对肛裂症状的改善率的结果:前者为93%,后者为78%,前者有4例(10%)复发,后者有13例(29%)复发。

(3)冷冻疗法:冷冻疗法是在局麻后用冷冻头对准肛裂部分,使硬化的裂刨及其内括约肌或伴有的肛乳头肥大,皮赘外痔冷却坏死的方法。因为冷冻本身就有镇痛作用,故术后疼痛轻。据渊之上报告,对疼痛的改善率为93.4%,对出血的改善率为85.7%。虽然有一些分泌物较多的缺点,但仍可认为该法是一种较好的方法。

(4)上皮移动覆盖术:上皮移动覆盖术(SSG)指在肛门后方纵行切开、松解肛裂及与之相伴的肛门狭窄,将内方的黏膜、内括约肌断端和皮肤做横行缝合,在肛周弧形切开皮肤,使皮肤滑向肛内,作为慢性、狭窄性肛裂根治术的标准术式而使用,将其用于门诊手术也是可能的。

3.肛瘘

肛瘘通常需要住院手术。但有人认为,除了复杂性或高位肛瘘,对绝大部分肛瘘病例可以采用门诊处理。据田泽报告,在欧美,对肛瘘多采用门诊治疗,采用用线穿过瘘管后结扎的"seton"法治疗。在中国传统上采用叫"挂线疗法"的方法治疗。在印度也有用叫苟雪拉斯笃拉的腐蚀液浸泡过的丝线进行治疗的方法。

(1)切开术式:根据肛瘘与括约肌的关系,切开术式的适应证为:①ⅡL代(低位肌间瘘)以下的浅瘘管;②后方的瘘管;③单个瘘管。在此范围内做门诊处理是完全可能的。在局麻下将内口-瘘管-外口的整条瘘管全部切开,用电刀止血,一期缝合肛内创面。有时也将创面开放引流。但开放创面要小,并消除出血危险性。超出适应证的重症患者需要住院手术治疗。

(2)扎线疗法:扎线疗法是用丝线或橡皮筋穿过瘘管,将内口与外口间的瘘管扎紧后慢慢切开的方法。分为用丝线逐渐扎紧的方法和用橡皮筋的收缩力慢慢切开两种。该法不仅可用于成人,也可应用于儿童。

(3)冷冻疗法:冷冻疗法是使从外口至内口的瘘管冻结坏死,该法适用于有全身性疾病、身体衰弱的患者。

(4)括约肌保存术式:括约肌保存术式适合采用日间手术治疗的肛瘘即常见的单纯性低位

肌间瘘。我们现在较少在门诊开展此类术式。

4.其他的肛门部疾病

尖锐湿疣、毛囊瘘、肛乳头肥大、肛隐窝炎、骨盆痛、皮赘外痔、肛门瘙痒症等也完全可以采用门诊处理方法治疗。

5.门诊处理与保险点数

虽然日间手术是在门诊完成处理的,但是术前必须充分了解病情,做好基本的术前检查,充分注意并亲自完成术前麻醉、术中、术后的全身及局部处理等。如将门静脉压亢进形成的静脉瘤与普通的痔核相混淆时,由于凝血功能差和静脉压高而容易出血,有时止血极端困难会危及生命;对伴有白血病者,手术是非常危险的;伴有克罗恩的肛门部疾病,如仅针对肛门部疾病进行治疗的话,肛门部疾病也是难以获愈的。如前所述,门诊处理的对象是小的病变,选择的术式是简单、安全、疼痛及出血较少的术式。

但即便是简单的处置,如收费太低,作为医疗业务就难以持续开展。以硬化疗法为例,日本以前的保险点仅15点,最近通过日本大肠肛门病学会保健点数改定委员会的努力,门诊处理的点数提高了。如硬化疗法为620点,血栓摘除为620点,肛瘘根治术(单纯的)为1500点,扩肛术(有出血时)为590点,肛门良性肿瘤、肛乳头肥大、尖锐湿疣切除术等为740点,与以前相比有了很大的提高。只要有一定数量的患者,医院就能得到相当好的收入。

由于疾病和术式的不同,术后的处理也有所不同。应根据疾病及手术方式做好手术前后的处理。一般肛门疾病手术前后要注意以下几个方面。

第三节　肛门疾病手术前后的处理

一、术前

1.术前检查

在收集病史之外,要做体格检查和尿液、血常规、出凝血时间、血生化、胸腹部X线片、心电图等常规检查。如有既往史及异常值,还必须做进一步的详细检查,如有治疗必要,则给予必要的治疗后再行手术。

2.术前处理

术前2天开始给予缓泻药,手术当日早晨用诺米卡鲁栓,术前用甘油灌肠。手术当日禁食。

3.麻醉

用3%的利多卡因或者普鲁卡因做将头端抬高10°的低位蛛网膜下腔阻滞麻醉(腰麻),约8min后麻醉平面固定后,采用折刀位,用绊创膏将臀部左右牵拉分开。

二、术后

在治疗肛门疾病时,如疏于术后处理,不论诊断如何准确、手术如何好,也不能取得好的疗效。

术后对患者进行观察、询问很重要。在听到患者术后有不适症状时要及时进行检查,尽早发现可能发生的术后并发症或发生倾向,并尽早治疗。

1.活动

手术当日卧床休息。术后次日开始逐渐适当活动,术后第 3 天开始可以入浴。

2.饮食

手术当日禁食,或吃五分粥或流汁,术后次日开始进普通饮食。

3.排便

控制排便,一般在术后第 3 日开始排便。因排硬便时,有可能导致以下情况:①产生疼痛;②引起出血;③使缝合处裂开;④使已愈合的创面重新裂开。为了术后患者初次排便质软,应提前 1d 服用以氧化镁等为主的缓泻药。但对于腹泻患者则不用缓泻药。缓泻药的种类及用量应根据患者的情况而定。如用缓泻药无效而大便有潴留倾向者就采用灌肠通便。

术后禁止排便的情况主要有以下几种:①肛门内的复杂手术(如括约肌修补术等);②深及直肠的手术;③大范围的手术;④有出血等合并症的危险等。让患者服 3~4d 的鸦片酊以控制排便。其间,给予低残渣饮食,并输液等进行支持治疗。如想完全控制术后排便(如有直肠穿孔的骨盆直肠窝瘘手术后),以前多造设结肠造口(人工肛门),近来则做中心静脉营养。

4.用药

在术后 4~5d 内应用抗生素及止血药,经静脉滴注。

5.创面的清洁

为保持肛门的清洁,应随时清除粪便和分泌物对创面的污染。术后要尽早开始入浴,不能入浴者则采用坐浴。洁具用电脑控制自动冲洗式马桶。一般从术后第 3 日开始起患者可以每日入浴。

6.换药

手术当日早、中、晚各换一次外盖的纱布,次日去除塞在创口内的纱布。指导患者自己每天换 3~4 次纱布,创面大而污染严重时则要由护士消毒更换。

7.检查

每天诊视患者,以尽早发现异常情况,并及时治疗。住院时间大约是 2 周,患者出院以后每 1~2 周来医院检查一次,直至创面基本愈合为止。绝大部分患者来医院做 1~2 次检查后,创面就完全好了。

术后通常每日要做指诊检查,如有必要还做肛门镜检查。通过检查可了解创面的状态。但刚手术者一般不做指诊和肛门镜检查。因为在患者肛门剧烈疼痛时做肛门指诊及肛门镜检查会给患者带来很大的痛苦,除非有必要,一般不做这些检查。

术后检查应尽量由数个医师交替完成,一旦发现异常情况,要由有经验的医师复查。

发现合并症等异常时,迅速予以对应的处理。

除此之外,有精神问题、治疗环境等问题时有时也做个别诊治。

第四节 肛肠术后并发症的预防和治疗

肛门术后会发生各种各样的并发症。防止肛门术后并发症的发生,早期发现、早期治疗肛门术后并发症,对于术后顺利康复、取得好的疗效非常重要。随着肛肠手术式及技术的进步,现在长期存在的术后并发症几乎消失了,但术后短期内存在的术后并发症的发生还很难避免。本章就术后直到创面愈合为止的一段时间可能出现的术后并发症进行论述。

1.疼痛

对患者而言,肛门术后的疼痛是很大的问题。因手术,肛门仍不断舒缩,创面易为粪便污染,加之肛门部的感觉灵敏,所以容易发生疼痛,一旦发生某种术后并发症,有时还会进一步加重疼痛。术后疼痛有手术刚结束后的疼痛和术后排便时的疼痛的不同。

学者分析了1231例手术病例,术后轻度疼痛者有167例(13.6%),重度疼痛者有10例,合计为177例(14.4%),重度疼痛的发生率不算太高。术后疼痛的发生率之所以显著较以前降低,可能与手术方式的改善与恰当的术后处理有关。

就病种而言,肛裂术后与肛瘘术后疼痛的发生率较低,可能与切断了或多或少的括约肌有关。痔术后疼痛患者较多,特别是重度疼痛者中以痔患者占绝大多数。痔术后容易发生肛门疼痛可能与术中不切断肛门括约肌、手术创面个数较多有关。对173例痔手术的患者的观察发现,痔术后发生重度疼痛者有48例(27.7%)。其中手术当日发生重度疼痛者有23例(13.3%),术后第1日发生疼痛者有20例(11.6%),术后第2日发生疼痛者3例(1.7%),术后第3日发生疼痛者2例(1.1%)。89.6%的重度疼痛发生于术后当天和术后第1天。问卷调查表明,手术当日及术后第1日发生的重度疼痛为持续性的疼痛,加上不随意的括约肌的收缩所产生的疼痛。术后第2~3日的重度疼痛多在排便时产生,疼痛的原因与手术刚结束后的疼痛不同。嵌顿性痔和非嵌顿痔术后重度疼痛的发生率分别为48.3%(14/29)和20.1%(29/144),表明嵌顿痔术后重度疼痛的发生率较高。

就性别而言,痔术后,男、女患者重度疼痛的发生率分别为27.3%(30/110)和20.6%(13/63),但无统计学上的明显差异。且重度疼痛的发生率在各年龄层也无性别间的差异。

就年龄而言,所有的重度疼痛都发生于70岁以下的患者,70岁以上的患者未发生过1例重度疼痛。术后肛管直肠测压检查时肛门内压高的患者(男性140cmH$_2$O以上,女性130cmH$_2$O以上)术后重度疼痛的发生率为47.1%;而术前肛门静止压不高的患者,术后重度疼痛的发生率为22.4%(35/156),二者间有显著性差异,表明术前肛门内压高的患者术后容易发生重度的肛门疼痛。

对于手术当日发生的疼痛,通过手术中尽量减少对组织的损伤、不造成组织的损伤、消除组织的张力等方法可以预防或减轻。无须预防性使用镇痛药和麻药等,而采用手术结束后在肛内置入普通镇痛栓剂的方法来预防。当疼痛难忍时方注射喷他佐辛(镇痛新)、羟嗪(安泰乐)等镇痛。肛内不放置纱布,即使放也要尽量控制纱布的体积,以避免导致术后发生肛门疼痛。

对于术后排便时发生的肛门疼痛,依靠使用缓泻药及必要时予以灌肠的方法,使排便尽量通畅,就能明显缓解。

术后排便时伴有的疼痛,由于采用半缝闭肛门内创面的方法而得到显著减轻,几乎无须用止痛药。但仍有因自身敏感、肛裂术后、创面大或者深、创面引流不畅、大便干硬等原因而发生术后排便时肛门较剧烈疼痛者,对此,通过使用缓泻药调整排便、保持创面清洁、使创面顺利愈合等方法以解除患者的思想顾虑。如采取上述措施后患者仍感到肛门剧烈疼痛,就采用镇痛药治疗,特别是在检查后、排便后如发生剧烈疼痛时,需要使用镇痛栓剂等。

2.出血

出血是术后重要的并发症。学者观察到 1231 例患者中,有 67 例(5.4%)出血者。按出血时间可分为原发性出血和继发性出血,按出血量可分为大出血和小出血。

(1)原发性出血:原发性出血是手术当日见到的出血。其原因当然是术中止血不彻底。小出血是来自创缘的动脉性或者静脉性出血,绝大多数通过用麻黄碱纱布和止血海绵压迫,或者用加入麻黄碱的局麻药(普鲁卡因等)局部注射等就能止血。在最近所做的半缝闭的病例中,未见有发生肛门内创面出血的情况。发生的出血几乎都为肛门开放创面的出血。发生大出血是因为痔核根部血管的结扎不牢所致。如术中二重结或三重结打得牢靠,基本上就能避免术后大出血的发生。

(2)继发性出血:术后发生的小的继发性出血多因排硬便(擦伤)等所致。因为术后肛内存有创面,所以当硬便等通过时,有的患者肛门会有出血。可以认为这大多数属于术后正常范围内的变化。这种出血在采用缝闭内创面的半闭锁术式后得到显著减少。大部分术后继发性出血的出血较轻,可以自行止血,而无须特别处理;如为中度出血,则使用缓泻药及增加口服止血药的药量等预防、治疗并观察。因有的患者会从小出血向大出血发展,所以对术后出血症状应予以重视。

对出血病例的分析发现,多数发生术后出血的患者有血液及血管性疾病的原因。因此对术后发生出血的风险可做一定的预测。

有的患者在术前就存在贫血、肝功能障碍、肝硬化,因凝血功能障碍、门静脉压异常增高容易发生术后大出血。一旦发生出血,有时止血是很困难的。因此,如术前检查发现肝硬化,就应尽量控制手术,尽量用风险小的治疗方法(如硬化疗法)治疗。

值得注意的是,有的术后大出血患者,找不到导致大出血的全身并发症、血液病等原因。学者遇到 3 例这样的患者。其中 1 例因发现患者术中创面易出血,所以在术后对这例患者特别注意。因而可将术中是否容易出血作为预测术后出血风险的一个指标。另有 2 例患者的出血时间在术后第 8 日和第 9 日,与术后痔组织坏死脱落期相符。

这里所说的大出血的发生原因仍是结扎部脱落,对此有待今后努力改进手术术式。因为大块结扎痔核根部的话,坏死组织也呈大块状,所以结扎部要尽量小,且要结扎牢固。做彻底、漂亮的手术,做好平整的创面是重要的一方面。如术后出血量多时,会导致便意频频,多次排出混有血块的鲜血。(大出血时)血液大量积留在肠腔内导致便意而登厕排便,便池内可见大量血液,有时患者还会突发晕厥,此类因出血而瞬间休克(晕厥)者,有可能进一步发展成休克状态,所以要加以重视。

治疗:首先是监测生命体征,判断全身情况,进行相应治疗和处理,特别是确保静脉通道的畅通。接着在局麻下或腰麻下把直肠内的血液全部吸出,观察创面的出血情况,如有出血的话,则做最简捷的处理,如用结扎法止血等。因大出血发生时,大部分的患者因血压降低而自行止血,多数出血点不明,对这种情况,要在清创后用吸收性明胶海绵卷在橡胶管上放入肛内。由于采取了这些处理措施,此后一般不再发生出血。此后观察全身状态和出血情况、控制排便、静脉输液、使用止血药,病变会趋向稳定。

3.皮赘外痔

术后肛缘产生皮赘的原因有:①手术中对原有的皮赘切除不彻底。②创缘松弛。③术中被固定的肛门上皮缘在术后发生松离。④创面发生裂创样变化,难以愈合。

为了避免术后发生皮赘,术中要尽量修整齐创面,去除多余的皮赘。随着最近半闭锁术式的增加,皮赘的发生也难以避免地增加了。学者的病例中有 51 例发生,大部分痔手术后都伴有这种情况。

大多数皮赘性外痔没有什么太大的影响。但对于大的皮赘、有增大倾向的皮赘、导致疼痛的皮赘、患者有异常感觉的皮赘,必须做局部切除治疗。将皮赘做局部切除治疗后,患者的住院天数并无特别延长,复发病例也较少。

4.湿疹

伤口愈合过程中分泌物较多时,分泌物易于浸渍周围皮肤,导致湿疹的发生。因此,保持创面的清洁就能预防湿疹的发生。一旦发生肛门湿疹,用非手术疗法就足够了。此外创面愈合时间多在术后 2～4 周内,创面愈合期间多伴有一些轻重不一的瘙痒,此时的瘙痒多为一过性。如瘙痒较剧,可采用非手术疗法治疗。

5.肿胀

术中残留病变组织,特别是残留痔组织未做切除时,有时会引起肿胀。因为肿胀会发生疼痛,影响创面愈合,所以应当尽量避免术后肿胀的发生。对已经发生的肿胀采用消炎酶治疗。但皮赘肿胀较大和有增大倾向时,则在局麻下予以切除。

6.感染

术后感染多因技术不熟练造成以下后果所致:①不能做好通畅的引流创面;②残留了因血行障碍而坏死的组织;③产生了袋状的腔隙;④未完全缝闭创面等。目前已经很少见到。需要提高技术,采取做好引流创面、切除坏死组织和血行不良的组织、不留无效腔、完整缝闭创面、术后数天内使用抗生素等措施来预防。一旦出现术后感染时还要做相应切开、引流和使用抗生素等治疗。

7.创面愈合迟缓

导致创面延迟愈合的原因主要有:①创面的形状不平整,凹凸不平或凹陷;②引流不畅或不能引流;③未将创缘修理整齐;④残存了周围其他的病变;⑤周边的病变或者黏膜呈块状覆盖创面;⑥发生了局部肿胀;⑦形成皮赘;⑧创面内有异物;⑨创面化脓;⑩不清洁;⑪组织血运不良;⑫腹泻、便秘;⑬营养障碍;⑭全身疾病(肝肾疾病等);⑮有狭窄等。需要在手术中和手术后采用适当的手术处理予以预防和治疗。

8.肛门狭窄

肛门狭窄产生于肛门的正常组织被过多破坏时,特别是未充分保存肛门上皮时,复发是因为疾病本身未能根治。这两者的原因大多为操作不熟练。

9.肛门失禁

肛门手术所致的肛门失禁的原因中,以肛瘘手术为最高。主要原因为手术中切断了全部或部分肛门括约肌;肛门上皮的瘢痕化;由于软组织的丧失导致缺损凹陷和由瘢痕导致的硬化,肛门闭合不严密。此外,痔环切术时,有时将内括约肌一起环状切除掉,这也会导致肛门失禁的发生。

因此,切断肛门括约肌时要十分慎重,要尽可能采用保存括约肌术式。特别要注意的是,女性前方的括约肌较薄弱,如直接切开容易导致肛门失禁。手术中要注意肛门上皮的保护。另外,要注意避免产生大块组织的缺损和软组织的缺失。

总之,为了防止术后并发症的发生,术后应每日观察患处,及时发现术后并发症发生的先兆,并及时采取措施予以处理。早期发现,对症处理,能使患者的痛苦、住院时间、治愈时间等大大地减轻或减少,处理方法也相对简单,效果相对较好。

参 考 文 献

1.李春雨.肛肠外科手术技巧[M].北京:人民卫生出版社,2013.

2.李春雨,汪建平.肛肠外科手术学[M].北京:人民卫生出版社,2015.

3.安阿玥.肛肠病学(第3版)[M].北京:人民卫生出版社,2015.

4.柳越冬,靳胜利,李又耕,等.实用肛肠病临床手册.北京:中国中医药出版社,2017.

5.谭静范.肛肠医师临床工作手册[M].北京:人民卫生出版社,2017.

6.金黑鹰,章蓓.实用肛肠病学[M].上海:上海科学技术出版社,2014.

7.李曙光.肛肠外科疾病处置与并发症防治[M].长春:吉林科学技术出版社,2014.

8.尹路,陈春球.肛肠良性疾病:诊断与治疗[M].上海:上海科学技术出版社,2016.

9.李春雨.肛肠外科学[M].北京:科学出版社,2016.

10.李春雨.肛肠病学[M].北京:高等教育出版社,2013.

11.闫观升.肛肠疾病综合治疗学[M].长春:吉林科学技术出版社,2016.

12.张东铭.结直肠盆底外科解剖与手术学[M].合肥:安徽科学技术出版社,2013.

13.蔡元坤.肛肠疾病咨询[M].上海:上海交通大学出版社,2013.

14.郝东鹏.现代肛肠疾病诊治及微创应用[M].长春:吉林科学技术出版社,2016.

15.张有奎,于环海,张世文.实用肛肠解剖与疾病学[M].青岛:中国海洋大学出版社,2010.